MARIA VON WELSER

# Ich habe beschlossen, dass es mir nur noch gut geht

MARIA VON WELSER

# Ich habe beschlossen, dass es mir nur noch gut geht

LEBEN MIT DEM TUMOR

LUDWIG

Sollte diese Publikation Links auf Webseiten Dritter enthalten, so übernehmen wir für deren Inhalte keine Haftung, da wir uns diese nicht zu eigen machen, sondern lediglich auf deren Stand zum Zeitpunkt der Erstveröffentlichung verweisen.

Dieses Buch beruht auf wahren Begebenheiten. Einige Schilderungen von Ereignissen und Personen wurden jedoch aus Gründen des Persönlichkeitsschutzes verfremdet.

Klimaneutral
Druckprodukt
ClimatePartner.com/12537-1707-1001

FSC
www.fsc.org
MIX
Papier aus verantwortungsvollen Quellen
FSC® C014889

Verlagsgruppe Random House FSC® N001967

Originalausgabe 04/2019


Neumarkter Straße 28, 81673 München
Redaktion: Angela Stangl
Umschlaggestaltung: Hauptmann & Kompanie Werbeagentur, Zürich
Umschlagfoto: © Niels Starnick/Bild am Sonntag
Satz: Leingärtner, Nabburg
Druck und Bindung: Pustet, Regensburg
Printed in Germany
ISBN: 978-3-453-28115-8

www.Ludwig-Verlag.de

# Inhalt

# Ein Wort zu Beginn: Warum dieses persönliche Buch?

Wenn Sie dieses Buch in den Händen halten, dann fragen Sie sich vielleicht: Warum schreibt diese Autorin so ein persönliches Buch? Wo sie doch bisher von Frauen, Kindern und Unrecht berichtet hat? Ich gestehe, dazu bedurfte es schon einiger Überredungskünste meines engagierten Agenten Thomas Montasser und eines mutigen Schrittes meinerseits. Denn als Journalistin berichte ich einfach lieber über andere Menschen, über andere Schicksale, wie in meinen letzten beiden Büchern *Wo Frauen nichts wert sind*, oder aktuell *Kein Schutz nirgends – Frauen und Kinder auf der Flucht*. Schreibe aber nicht so gerne über mich. Aber jetzt die Geschichte meines »neuen« Lebens. Die mit der Diagnose Gehirntumor beginnt, einer fünfstündigen Operation am Kopf und den Folgen. Dabei ist erst sechs lange Tage nach der Operation klar: der Tumor ist gutartig. Was für eine Erleichterung!

Zwei Jahre danach kämpfe ich immer noch mit den Folgen. Beschließe zwar, dass es mir »nur noch gut geht«. Das ist aber nur die halbe Wahrheit. In diesem Buch will ich darum vor allem denjenigen Menschen Mut machen, die Jahr für Jahr in Deutschland mit einer solchen Diagnose unters Messer müssen. Die sich in Hirntumorforen austauschen, sich gegenseitig helfen und trösten. Die in den Schwindelzentren sitzen und oft nicht weiterwissen, die im Internet recherchieren, wie die

Folgen einer solchen Operation besser in den Griff zu bekommen sind. Damit der Alltag wieder Alltag wird. Und die Nächte wieder ruhigen Schlaf bringen.

Dabei muss man wissen: Hirntumore sind unter den Krebserkrankungen selten. Sie machen insgesamt nur ungefähr zwei Prozent aus. Für Deutschland wird geschätzt, dass jedes Jahr etwa 7 040 Menschen neu an einem Tumor des Gehirns erkranken. Männer sind insgesamt etwas häufiger betroffen als Frauen. Im Jahr 2014, so die letzten statistischen Zahlen, erkrankten etwa 3 160 Frauen und 3 900 Männer.

Ich selbst hatte viel Glück: Mein Operateur zählt zu den besten in Deutschland. Er wird in diesem Buch detailliert berichten, wie er den an einer komplizierten Stelle entstandenen Tumor in minutiöser Kleinarbeit entfernt hat. Wie ihm das gelingt, ohne allzu viel an dieser gefährlichen Stelle zu verletzen.

Eine Folge dieser Operation, eine von so vielen, ist ein permanentes Schwindelgefühl. Für dieses Buch habe ich darum das Thema Schwindel gründlich recherchiert und bin auf rund 150 verschiedene Arten von Schwindel gestoßen.

Aus welchem Grund auch immer, ist bei mir während des Aufenthalts in der Klinik übersehen worden, dass ich nach der Operation Anspruch auf eine sogenannte »Anschlussheilbehandlung« gehabt hätte. Aber: wenn diese Rehabilitationsmaßnahme nicht noch aus dem Krankenbett heraus beantragt wird, sind die Krankenkassen nicht mehr dabei, dann zahlen sie nicht.

Der Neurologe, der mich seit meiner Diagnose begleitet hat, setzte sich dennoch engagiert bei den Versicherungen für mich ein und tatsächlich: Es klappte, und ich ging für drei Wochen in ein Sanatorium, in dem mir rund 20 Therapeuten wieder auf die Beine halfen. Im wahrsten Sinn des Wortes. Denn wegen meines Schwindels konnte ich in den ersten Monaten nur mit Stöcken gehen und musste mich sonst an den Wänden abstützen.

So kommen in diesem Buch auch die Physiotherapeuten und die Craniosacral-Therapeuten zu Wort. Denn ohne ihre Hilfe komme ich auch lange nach der Rehabilitation noch nicht gut durch die Woche. Sie berichten von ihren unterstützenden Techniken, von guten Fortschritten, aber auch oft deprimierender Stagnation. Aber zwei Jahre sind wohl bei einer solchen OP keine Zeit – denn alle empfehlen mir: Geduld. Manchmal suche ich gerade die aber ganz verzweifelt …

Da ich sieben Monate nach der Entfernung des Meningeoms wild entschlossen bin, wieder in mein normales Leben zurückzugehen, stehen auch wieder Vorträge in ganz Deutschland zu den aktuellen Büchern, zu Flucht und Migration und zu den beiden Deutschlands in meinem Terminkalender. Der erste Vortrag führt mich nach Schwerin. Wo ich beim Reden sitze, stehen geht noch nicht so gut. Die hoch motivierten Lehrerinnen, die mich eingeladen haben, sind alle etwa zwischen 29 und 45 Jahre alt. Mit ihnen gehe ich danach noch ein Glas Wein trinken. Wir reden über Ost und West, und mir wird einmal mehr auf bittere Weise klar: Die Wiedervereinigung haben wir nicht hinbekommen. Auch weil wir im Westen mit ziemlicher Arroganz auf die Menschen in den neuen Bundesländern herabblicken. Auch darum geht es in diesem Buch. Um das immer noch geteilte Deutschland. Geteilt in pro und contra Flüchtlingspolitik. Geteilt in Gutmenschen und Merkel-Beschimpfer.

»Gemeinsam leben« heißt dann auch einer meiner ersten Vorträge in Berlin, zurück in der politischen Arena. Die Bundestagswahl 2017 steht kurz bevor, die Stimmung ist aufgeheizt. Hat sich meine Sichtweise auf das »Draußen« verändert? Wirkt das Geschehen in meinem Kopf wie eine unsichtbare Glasscheibe? Sie kreisen alle so sehr um sich selbst, scheint es mir. Kein Blick auf Europa, auf die Situation in Deutschland, wo die Armut zunimmt, immer mehr Menschen an den Tafeln anstehen, jedes siebte Kind mit Hartz IV aufwächst. Zwischen den Terminen schlafe ich im Zug, in der Lounge am Flughafen und sogar zuweilen im Stehen an der Wand. Ich brauche immer noch furchtbar viel Schlaf. Der Neurologe beruhigt mich. Das sei normal nach einem solchen Eingriff. Aber ich scharre immer mehr mit den Füßen. Mir reicht es. Es soll jetzt bitte endlich vorbei sein! Alles. Der Schwindel, die Müdigkeit, die dreimonatigen Kontroll-MRTs.

Aber es ist auch nach zwei Jahren alles andere als vorbei: Der Radiologe berichtet bei einer weiteren Untersuchung von einem »beunruhigenden Neuwachstum« des Tumors. Auch davon erzählt dieses Buch. Und von der geschenkten Zeit, als der Facharzt im Cyberknife-Bestrahlungs-Center in München-Großhadern mir empfiehlt: »Kommen Sie in einem Jahr wieder, das würde ich auch meiner Mutter so raten.«

# KAPITEL 1

## Die Diagnose kommt aus heiterem Himmel

Ganz langsam gehe ich die Treppe hinunter. Halte mich mit der Hand fest am Lauf. Mein Mann geht vor mir. Er weiß von nichts. Soll ich es ihm sagen? Jetzt? Gleich? Wann? Ich weiß es nicht. Die Diagnose im Radiologiezentrum in Hamburg trifft mich völlig unvorbereitet – »out of the blue«, wie es die Briten so schön nennen. Mitten in meinem so geordneten, aktiven dritten Leben: ein Tumor im Gehirn. Ich fasse es nicht.

Mir ist schwindelig. Dabei ahne ich noch nicht, dass das in Zukunft mein Dauerzustand sein wird. Eingehängt in den starken Arm meines Mannes gehe ich auf ein Café zu. Ich kann nur murmeln: »Mir ist nach einem starken Tee.«

Mein Mann fragt nach: »Was ist herausgekommen? Was sagt der Radiologe?« Noch bevor wir die Mäntel aufhängen, es ist Winter und kalt in der Stadt, schaue ich ihn direkt an und sage: »Ich habe einen Gehirntumor.« Klaus guckt erst verständnislos, dann schüttelt er den Kopf. Ich sehe ihm an, dass er es nicht glauben kann, nicht glauben mag. Und dann kommt der Satz, den ich in den kommenden Wochen nicht mehr vergessen werde: »Mach Dir keine Sorgen, Fröschlein, Du schaffst das.« Fröschlein – sein Kosename für mich. Sein Satz dringt noch nicht ganz durch zu mir, ich schwebe noch irgendwie in einem dichten Nebel. Der Radiologe geht mir nicht aus dem Kopf. Als er mich zwanzig Minuten nach dem MRT, der

Magnetresonanztomografie, zu sich zur Betrachtung der Bilder bittet. Er schiebt meinen Stuhl neben seinen, die Bildschirme vor uns. Ich sehe meinen Kopf von innen. Angefüllt mit einem Kontrastmittel, damit man etwaige Veränderungen, Wucherungen oder Tumore besser erkennen kann. Und schon zeigt er mir einen haselnussgroßen Fleck. So kommt es mir vor. »Das könnte«, sagt er vorsichtig, »ein Tumor sein. Unten am Hirnstamm, sehen Sie das?« Ich sehe es, ich betrachte das Innere meines Schädels wie eine Journalistin bei der Recherche. Dass es meiner ist, wird mir noch nicht so klar. Sechs Zentimeter tief in meinem Kopf. Meine erste Frage lautet dann auch gleich: »Ist das ein bösartiger Tumor?« Und weiter will ich wissen: »Der muss raus, oder?«

Sofort fällt mir bei dieser Gelegenheit das Buch des bei seiner Diagnose noch so jungen Schriftstellers Wolfgang Herrndorf ein: *Arbeit und Struktur*, in dem er über sein Leben mit dem Glioblastom, einem bösartigen Hirntumor, schreibt. Das Buch war aus dem Blog des Autors entstanden, der sich am 26. August 2013 das Leben nahm. Ich hatte es vor einiger Zeit in der Hand. Es hat mich erschüttert. Aber, ehrlich, ich konnte es nicht ganz lesen. Damals ahnte ich noch nicht, dass es mich auch mal treffen könnte.

Immer noch reagiere ich vor allem professionell. Auch jetzt, vor den MRT-Bildern mit meinem Tumor. Nur in meinem Magen beginnt es zu drücken, als wenn ich Steine geschluckt hätte. »Ob bösartig oder gutartig, das können wir von hier nicht wirklich beurteilen. Das kann erst festgestellt werden, wenn ein Histologe nach einer Operation oder einer Probenentnahme das Gewebe untersucht hat.« Nicht wirklich beruhigend. Der Radiologe erklärt mir noch den weiteren Verlauf. Er schicke die Bilder jetzt gleich per Mail an meinen Neurologen. Auch der ist mir vom befreundeten Orthopäden und Rotarier Hans-Ulrich Schmidt empfohlen worden. Mit ihm könne ich dann alles Weitere besprechen. Alles Weitere? Was ist das? Was wird das sein? Der Radiologe verabschiedet mich freundlich und professionell mit einem festen Händedruck, und ich schwanke wie betäubt hinaus ins Wartezimmer zu meinem Mann. An den Neurologen schreibt er noch am gleichen Tag: »Es zeigt sich eine homogen kontrastmittelanreichernde 15 mal 20 mm messende Raumforderung, welche zu einer leichten Rechtsverlagerung der Pons führt. Die Raumforderung tangiert den Nervus trigeminus und hat breitflächigen Kontakt zur Dura links-temporal, sodass anhand der Bildgebung an erster Stelle an ein Meningeom zu denken ist.«

Zehn Minuten später sitze ich mit meinem Mann Klaus im Café, ich mit einem heißen, starken Tee. Mein Mann hat sich einen Milchkaffee bestellt. Rührt den Süßstoff gedankenverloren um. Mehrfach. Immer wieder. Wir sind stumm und still. Allmählich kehrt meine Denkfähigkeit zurück. Morgen früh um 8.30 Uhr bin ich beim Neurologen. Mit dem muss ich besprechen, was zu tun ist. Und sonst? Füße stillhalten. Die Meinungen der Fachleute einholen. Und entsprechend das eigene kleine Leben organisieren. Mein lieber Mann legt seine große Hand auf meinen Arm. Schaut mich aufmunternd an und sagt noch mal: »Du schaffst das, nur keine Panik.«

Es ist ja schon gut, dass jetzt nach Wochen des Suchens wahrscheinlich die Ursache für meine seltsamen Beschwerden entdeckt wurde.

So hat alles begonnen: Ziemlich irritiert war ich schon in den Weihnachtsferien. Als ich immer erst ab Mittag das rechte Augenlid aufbekam. Bis dahin hatte ich die *Süddeutsche Zeitung*, die *BILD* und das *Hamburger Abendblatt* auf dem iPad mit nur einem Auge gelesen. Ging auch, war aber anstrengend. Dazu schmerzten mein Genick und meine Halswirbelsäule. Auch meine täglichen Yogaübungen halfen dagegen nicht. Der Schultergürtel kam meinem Physiotherapeuten »wie Beton«

vor. Ein wenig ratlos empfahl er mir dann eine MRT der Halswirbelsäule.

Vorher reiste ich aber noch zu meinem neurologischen Spezialisten Prof. Jost in die Nähe von Freiburg. Der mich seit über 15 Jahren alle drei Monate gegen meinen Blepharospasmus spritzt. Das ist eine Form der Dystonie, bei der sich die Augenlider zusammenkrampfen. Mit den Spritzen legt er die Nerven um die Augen lahm, sodass ich ungestört gucken kann und mir nicht mehr die Augen zukrampfen. Ich habe diese seltene Erkrankung 2003 in meinem Buch *Zurück zur Zuversicht* beschrieben.

Aktuell vermutete der Neurologe erst mal ein Problem in der Halswirbelsäule und stellte zudem einen leicht nach unten gesunkenen rechten Mundwinkel fest, und das rechte Augenlid befinde sich »auf halbmast«. Er untersuchte mich mit dem Ultraschallgerät. Nichts. Oder wie die Ärzte dann so sachlich-kühl schreiben: »kein wegweisender Befund«.

Aber auch die Injektionen in die Nackenmuskulatur führten zu keiner Besserung. Er schreibt mir dann noch quasi zur Aufklärung: »Bei der Inspektion zeigt sich eine Asymmetrie mit tiefer stehendem Mundwinkel rechts. Zusätzlich beklagen Sie einen deutlichen Zug vom Schulterblatt nach okzipital rechts ziehend.« Bilanz: Ratlosigkeit.

Nächste Station auf der Suche nach den Ursachen: das Marienkrankenhaus in meiner Heimatstadt Hamburg. Ich bitte um eine MRT der Halswirbelsäule. Aber auch das: »o. B.« – ohne Befund. Die Halswirbelsäule steht astrein und trägt brav und klaglos meinen Kopf. Diesen Kopf in die Röhre des MRT zu legen und weiter zu suchen, auf diese Idee kam da noch keiner. Erst mein rotarischer Freund Hans-Ulrich Schmidt, Orthopäde aus und mit Leidenschaft, guckte sich meinen Hals, mein Genick, meinen Schultergürtel an und schüttelte nur den Kopf: »Du brauchst kein Halswirbelsäulen-MRT, sondern ein

Kopf-MRT. – Meine Damen machen Dir gleich für morgen früh einen Termin.« So kam der Tumor im Hirn quasi ans Tageslicht. Oder besser: zum Vorschein.

Mein Mann und ich fahren nach dem MRT schweigend nach Hause. Jeder mit seinen eigenen Gedanken beschäftigt. Die Stadt ist voll, der Verkehr dicht. Der Himmel wird schon wieder dunkler. Winterzeit im Norden. Am Nachmittag widerstehe ich diszipliniert einer Recherche im Internet. Solange noch nicht klar ist, welcher Art der Tumor ist, will ich lieber an der Alster spazieren gehen, als mich mit Informationen zu belasten, die dann womöglich doch nicht relevant sind. Mir ging so viel durch den Kopf. Und erfreulicherweise hatte ich auch genug anderes zu tun.

Mein letztes Buch *Kein Schutz – nirgends: Frauen und Kinder auf der Flucht* über die Situation der aus dem Syrienkrieg geflüchteten Frauen und Kinder in den Lagern im Libanon, in Jordanien, in der Türkei und auf der griechischen Insel Lesbos war von Greystone Books Vancouver, einem kanadischen Verlag, gekauft und ins Englische übersetzt worden. Jetzt fehlte noch das aktualisierte Vorwort zur Situation der Flüchtlinge in Kanada, den USA, Großbritannien und Australien/Neuseeland. Das musste jetzt geschrieben werden. Denn wer weiß, wie es mir nach einer möglichen Operation geht. Ob ich dann überhaupt noch schreiben kann? Jetzt aber heißt es: recherchieren, die Fakten zusammentragen, die neuesten Meldungen in der internationalen Presse suchen. Wie sieht die Situation der Migranten in den Vereinigten Staaten aus? In Großbritannien, in Australien? Das sind die Länder, in denen der Verlag das Buch publizieren will. Und vor allem in Kanada. Ich bin dankbar, dass mich das ablenkt. Es gibt noch so vieles zu entscheiden. Dann zum Titelbild. Greystone schickt die Vorschläge. Schade, sie nehmen nicht den Titel der deutschen Ausgabe. Aber sie kennen den internationalen Markt besser und hoffen, so mehr Erfolg zu haben. Egal was bald in meinem Kopf passiert: Jetzt wird geschrieben. Zehn Buchseiten sind geplant.

Mein Mann und ich reden am Abend nicht weiter über den radiologischen Befund meines Kopfes. Meine 21-jährige Enkeltochter Melanie schaut noch vorbei. Sie ist gerade erst zu ihrem Freund gezogen. Wir zwei haben viel zu bereden: ihre Klausuren in der Schule, die Prüfungen im Sommer. Was dann? Zurzeit arbeitet sie freitags und samstags nebenbei in einem thailändischen Restaurant. Mit viel Freude und Engagement. Nach einem wenig erfreulichen Praktikum in einem Medienunternehmen neigt sie immer mehr dem Hotel- und Gastronomiebereich zu. Ich erzähle ihr nichts von meinem Befund. Mit Klaus bin ich mir einig: erst mal niemandem was sagen. Erst mal abwarten.

Ich mache mich früh auf den Weg in die Stadt. Die Praxis des Neurologen liegt zentral an der Bleichenbrücke. Berufsverkehr, die Parkhäuser sind schnell voll … aber es klappt alles. Danach, nehme ich mir vor, gehe ich schön gemütlich in einem Café frühstücken. Egal was rauskommt.

Ich bin zum ersten Mal bei Dr. Theis. Die Mitarbeiterinnen nehmen mich freundlich in Empfang und führen mich gleich in ein Behandlungszimmer. Erst, so erklären sie mir, müssen sie eine Dopplersonografie machen und dann ein EEG – ein Elektroenzephalogramm. Um die Hirnströme zu messen. Erst nach diesen Untersuchungen wird der Arzt mit mir sprechen. Ein freundlicher Mann, der mich persönlich im Wartezimmer abholt. Nette Geste. Auch seine ersten Worte beruhigen mich sofort: »Ich bin ja so froh, dass es kein Glioblastom ist in Ihrem Kopf. Ich hatte schon Bedenken nach dem ersten Anruf von unserem rotarischen Freund und Kollegen mit der Bitte um einen schnellen Termin.« Wie, also doch gutartig? Aber das relativiert Dr. Theis gleich wieder nach meiner Frage: »Wie können Sie das erkennen ob der Tumor gut- oder bösartig ist?« Er erklärt mir dann, dass das eine Mischung aus Erfahrung und Kenntnis von MRT-Bildern sei, ergänzt von den Dopplerergebnissen und dem EEG. Im besten Medizinerdeutsch schreibt er später über seinen visuellen Befund des Tumors: »Zusammenfassend besteht der Verdacht auf ein Meningeom im Bereich der linken präpontinen Zisterne paramedian, sowie ein Frontobasismeningeom rechts. Die Patientin wird sich morgen früh bei Prof. Westphal zur Frage einer operativen Intervention vorstellen.«

Fazit: ich habe nicht einen Tumor, sondern zwei Tumore im Kopf und sollte schnellstmöglich einen Termin bei einem Neurochirurgen zu einer Operation machen. Bei wem nur? Dr. Theis empfiehlt im Universitätsklinikum Hamburg-Eppendorf Prof. Dr. Westphal und in Essen in der Uniklinik Prof. Dr. N. Bei beiden habe er schon sehr gut operierte Tumorpatienten gesehen.

Jetzt aber doch: ab ins Internet. Meine Recherche auf der Seite mit den erfolgreichsten Operateuren in den einzelnen Fachgebieten nennt zwei Spitzenoperateure in Deutschland: Prof. Westphal im Hamburger UKE und Prof. N. im Universitätsklinikum Essen. Dr. Theis liegt also goldrichtig mit seiner Empfehlung. Nur: wie komme ich jetzt an einen Termin? Ich will das schnell klären, auf den Weg bringen, hinter mir haben. Nicht lange rumtun. Das liegt mir nicht. Und an dieser Stelle muss ich wieder und wieder meine guten rotarischen Freunde »über den Schellenkönig«, so sagt man in Bayern, loben: sie sind allesamt hilfreich, schnell und pragmatisch. Einer ist Chef der Radiologie im Hamburger UKE, Prof. Dr. Gerhard Adam. Ich schicke ihm eine etwas verklausulierte Mail. Vorsichtig formuliere ich die Bitte nach der Telefonnummer der Vorzimmerdame von Prof. Dr. Westphal. Klick, weg ist sie. Dann bin ich richtig sprachlos: Kaum war die Mail draußen, klingelt bei mir schon das Telefon: »Was ist da los? Was kann ich für dich tun?« Ich berichte von meinem Befund. Prof. Adam kommentiert das auf seine sehr sachliche Art erst mal nicht, sondern verspricht nur: »Du hast morgen einen Termin.« Ich kann es kaum glauben. Aber mir ist es nur recht, dass die Dinge jetzt schnell vorangehen. Damit ich gar nicht erst so recht zum Nachdenken komme. Geschweige denn zum Angsthaben: Am Montag die MRT vom Hals, am Dienstag der Ratschlag des Orthopäden Hans-Ulrich Schmidt zu einer MRT des Kopfes, am Mittwoch die Kopf-MRT, am Donnerstag dann der Neurologe – und am Freitag früh um Punkt acht Uhr im Wartezimmer des Neurochirurgen. An dieser Stelle kommt auch ein wenig schlechtes Gewissen auf, wenn mir die vielen Klagen der Patienten einfallen, die oft wochenlang auf Termine warten müssen. Aber jetzt bin ich einfach nur dankbar. Für das wunderbare, hilfreiche rotarische Netzwerk.

Die Stadt ist noch winter-dunkel. Es nieselt. Die Scheibenwischer bewegen sich langsam im Takt. Unter dem UKE gibt es eine riesige Tiefgarage, ich erinnere mich an die Einweihung, an der ich als NDR-Direktorin damals teilgenommen habe. Alles ist gut ausgeschildert. Inmitten von Hunderten von anderen Patienten und Mitarbeitern fahre ich erst Aufzug und dann die Rolltreppe hinauf in den dritten Stock. Rechts zeigt der Pfeil in die Neurochirurgie. Ich sitze bereits um halb acht auf dem Plastikstuhl im Gang vor dem Zimmer von Prof. Westphal. Als Journalistin bin ich immer lieber zu früh – als einmal zu spät. Noch herrscht hier große Ruhe. Ich frage mich, ob er immer so früh anfängt. Die Sekretärin kommt um acht Uhr mit ein paar Ordnern unterm Arm: »Der Professor operiert noch, aber er ist meist pünktlich und sicher bald da«, tröstet sie mich. Aber ich brauche gar keinen Trost. Ich habe ja alle Zeit der Welt, so früh am Morgen, mit dem iPad auf den Knien, den Tageszeitungen darauf und der stillen, versteckten Hoffnung, dass alles nicht so schlimm wird. Vielleicht lösen sich die Tumore ganz von alleine auf? Fliegen »davon?« Vielleicht ist das alles nur so ein Horrortraum, eine Chimäre auf den MRT-Bildern. Mein Kopf funktioniert doch gut, bis auf das sinkende rechte Augenlid, ja, und der Mundwinkel, der ein wenig herunterhängt. So what … Was soll's.

Kein »Gott in Weiß«, sondern ein ganz normaler Mensch in Alltagskleidung, ein wenig gebückt, verschwindet der Professor schnellen Schrittes vorbei an der Sekretärin in sein Büro. Ich werde gleich hereingebeten. Die Bilder des MRT aus dem radiologischen Zentrum sind schon hochgeladen, das Sekretariat funktioniert perfekt. Prof. Westphal wirkt entspannt und konzentriert, als er so vor mir sitzt in seinem relativ kleinen Chefbüro. Hört mir zurückgelehnt in seinen Stuhl erst mal zu, schaut sich auf dem Bildschirm die Bilder an, scrollt rauf und runter. »Ja, das ist eindeutig ein Tumor am linken Kleinhirnbrückenwinkel. Möglicherweise ein Meningeom. Es geht von der Hirnhaut des Tentoriums aus. Hat einen Zapfen in den Hirnstamm gebildet, was diese Meningeome gerne bei ihrer langsamen Wuchsform tun.« Sein Rat: die Gewebeherkunft des Tumors feststellen und ihn dann entfernen: »Denn irgendwann tritt eine Hirnstammschädigung auf, und dann wird es schwieriger zu operieren. Vor allem könnte das möglicherweise mit Folgen verbunden sein.« Der Neurochirurg erklärt mir noch einmal ausführlich die Bilder und auch das operative Vorgehen. Ich bin schon längst entschlossen, mich so schnell wie möglich operieren zu lassen. Aber Prof. Westphal will mir unbedingt vorher, quasi als Warnung, noch von anderen Fällen erzählen, wo sich die Patienten nicht entscheiden konnten, ein, zwei Jahre gewartet haben, aber dann doch zur OP kamen. Dabei aber immer dieses Damoklesschwert über sich schweben hatten: Ein Tumor im Kopf, wie wächst er? Wie schnell? Was macht er mit mir? Dabei musste er mich gar nicht erst überzeugen. Ich hatte nach unserem 20-minütigen Gespräch nur eine einzige Frage: »Wann können Sie mich operieren?« Er schaut mich kurz an, ich spüre ein Schmunzeln, dann prüft er seinen Terminplan auf dem Bildschirm: »Also am Montag, Dienstag und Mittwoch nächste Woche bin ich zu, am Donnerstag bekomme ich Besuch aus den Vereinigten Staaten, aber am Freitag um sechs Uhr früh könnte es klappen.« Ich hole tief Luft und sage nur noch: »Okay, vielen Dank, wann soll ich am Donnerstag einpassieren?«

Das erklärt mir dann die Sekretärin. Sagt's und schon bin ich draußen aus dem Büro des Operateurs. Die Sekretärin drückt mir dann alle nötigen Papiere dazu in die Hand. Um neun Uhr verlasse ich das UKE, den dritten Stock, die Neurochirurgie. In einer Woche werde ich dort operiert. Bis dahin ist noch viel zu tun. Ich bin erstaunlich ruhig. Aber jetzt bricht die Journalistin endgültig aus mir heraus. Ab ins Internet.

## Was ist ein Meningeom?

Ein Meningeom ist ein *»überwiegend gutartiger, der harten Hirnhaut anhaftender Tumor des Erwachsenenalters, der aus den Deckzellen der weichen Hirnhaut entsteht. Häufigkeit: etwa 25 Prozent aller Tumoren des Zentralnervensystems. Manifestationsalter: gehäuft ab dem 5. Lebensjahrzehnt. Frauen sind zwei- bis dreimal so häufig betroffen wie Männer. Gutartige Meningeome sind scharf begrenzte Tumoren, die nicht in das angrenzende Hirngewebe einwachsen. Der Schädelknochen über einem Meningeom ist jedoch nicht selten verdickt. Die WHO-Klassifikation unterscheidet bei den Meningeomen drei WHO-Grade:*

- *WHO-Grad I: Diese Tumoren machen über 85 Prozent aller Meningeome aus, sind gutartig, operativ meist komplett entfernbar und prognostisch günstig.*
- *WHO-Grad II: Atypische Meningeome, zeichnen sich durch ein erhöhtes Wachstumspotenzial aus. Sie machen etwa 10 Prozent aller Meningeome aus und haben selbst nach kompletter operativer Entfernung eine hohe Rezidivquote. Deshalb sind regelmäßige Nachkontrollen nach der Operation erforderlich.*
- *WHO-Grad III: anaplastische Meningeome sind relativ seltene, aber bösartige Tumoren der Hirnhäute. Sie machen 2 bis 3 Prozent aller Meningeome aus. Eine Absiedlung von Tochtergeschwülsten in entfernte Organe ist möglich und die Prognose ist insgesamt ungünstig. Eine postoperative Strahlentherapie ist erforderlich. Patienten, die aus internistisch-anästhesiologischen Gründen nicht operiert werden können, versterben überwiegend im Lauf der folgenden sechs Monate.«*

(Aus Wick, Wolfgang und Vajkoczy, Peter: »Primäre Tumoren und Metastasen im zentralen Nervensystem«, in: *Harrisons Innere Medizin*, Thieme Verlag 2015, S. 730ff.)

Da lese ich es wieder: »Bestrahlung ist erforderlich.« Das beunruhigt mich. Was tun, wenn nach der Operation nicht alles wieder gut ist? Ich scrolle immer weiter, komme auf das Forum der Hirntumorhilfe. Melde mich dort an, damit ich mich zu den einzelnen Themen weiter informieren und selbst Fragen stellen kann. Was tun, wenn der Tumor zwar entfernt, aber bösartig ist? Wenn die Ärzte sagen: Bestrahlung und Chemo sind jetzt nötig? Das will ich aber alles erst nach der Operation wissen. Im Augenblick bin ich mir noch sicher: danach ganz bestimmt keine Bestrahlung und keine Chemo. Das beschließe ich jetzt erst mal. Wohl wissend, dass viele Menschen später doch ihre Meinung ändern und sich zu einer

Chemotherapie überreden lassen. Aber aus meiner Sicht oft an ihr sterben, und nicht am Krebs. Ich habe das im Freundeskreis immer wieder erlebt und mir vorgenommen: ich nicht. Keine Chemotherapie.

Über Bestrahlung, na ja, kann man ja dann vielleicht doch reden. Aber nicht jetzt, und schon gar nicht mit meinem Mann. Ich will ihn nicht noch mehr beunruhigen. Bei meiner Recherche komme ich aber auch noch auf interessante statistische Zahlen: Hirntumore sind unter den Krebserkrankungen selten. Sie machen insgesamt nur ungefähr zwei Prozent aus. Für die Bundesrepublik Deutschland wird geschätzt, dass jedes Jahr etwa 7 040 Menschen neu an einem Tumor des Gehirns oder des Rückenmarks erkranken. Primäre Tumore des Gehirns sind dabei wesentlich häufiger als die Rückenmarkstumore. Männer sind insgesamt etwas häufiger betroffen als Frauen. Im Jahr 2014 zum Beispiel erkrankten etwa 3 160 Frauen und 3 900 Männer an einem Gehirntumor. Das Meningeom aber trifft vor allem Frauen ab dem 50. Lebensjahr. Das finde ich hoch spannend und beschließe, weiter über den Zusammenhang von Krebs und Frauen einer bestimmten Altersgruppe zu recherchieren.

Über ein anderes Thema sind sich mein Mann und ich einig: vor der OP kein Wort, nicht zu meinen Kindern, meiner Enkeltochter, meinen Freunden. Erstens weiß keiner, wie es tatsächlich ausgehen wird, und zweitens würde es nur unnötig unsere Lieben aufregen. Ich will sie jetzt erst mal schützen. Es reicht schon, was in mir selbst alles vorgeht vor der OP.

Da ist jetzt vor allem mein Terminkalender: Voller Vorträge bis zum Herbst dieses Jahres. Alle absagen. Alles, was ich über eine solche OP lese, sagt mir, dass ich danach viel Zeit brauchen werde, um wieder auf die Beine zu kommen. Dann der »worst case«: Meine Patientenverfügung noch einmal lesen, prüfen, eventuell aktualisieren. Ebenso die Vorsorgevollmacht.

Dafür sind diese Verträge ja da, damit sie greifen, wenn man sie braucht. Dann steht der Verkauf unseres Hauses an. Wir haben einen Käufer, aber es ist noch nichts notariell vereinbart. Sollte ich nach der OP nicht mehr fähig sein zu unterschreiben, dann muss mein Mann eine notarielle Vollmacht haben. Also so schnell wie möglich einen Termin vereinbaren bei unserem Notar, in der Woche vor der OP. Das klappt dann alles, wie gut.

Dann muss ich noch das Vorwort für die kanadische Ausgabe meines Buches schreiben. Zwischen dem Tippen sitze ich oft gedankenverloren an meinem antiken Schreibtisch, den ich von meinem Vater geerbt habe. Schaue hinaus auf die kahlen Bäume an der Alster. Immer wieder kommt eine große Angst auf: Werde ich danach wieder schreiben können? Was wird anders sein? Also setze ich mich hin, auch noch in der Nacht. Ich habe den Verlag über meine bevorstehende Operation informiert. Auch dass ich noch in dieser Woche schreibe, vermutlich aber dann erst ein paar Wochen danach wieder zu einem »schriftstellerischen« Kontakt fähig sein werde. Sie sind besorgt im fernen Vancouver, wir skypen nochmals wegen des Vorworts, und ich schaffe es bis zu meiner letzten Berlinfahrt in der Woche vor der Operation eine Rohfassung zu schreiben. Der Titel des englischen Buches lautet *No Refuge for Woman: The Tragic Fate of Syrian Refugees*. Im Zug lese ich dann die Endfassung. Das Schicksal der geflüchteten Menschen hat mich auch in den letzten Monaten sehr bewegt, umgetrieben und oft nicht schlafen lassen. 3,6 Millionen Frauen und Kinder in den Flüchtlingslagern vor der »Festung Europa«. Unfassbar.

Vor allem eine junge Jesidin bewegt die Menschen in Deutschland und überall auf der Welt in diesem Winter 2017. In Zeitungen, Radio und Fernsehen wird von der 19-jährigen Nadia Murad berichtet. Sie prangert als UN-Botschafterin das

Drama der Jesiden an. Spricht von ihrer Gefangennahme, ihrer Zwangsverheiratung durch die IS-Terroristen, von den Vergewaltigungen, der Isolation im Terrorstaat. Zwei Jahre später wird sie den Internationalen Friedensnobelpreis erhalten.

Im Bundesministerium für wirtschaftliche Zusammenarbeit und Entwicklung hat Minister Gerd Müller zu einem Termin gebeten. Ich bin mit eingeladen. Sein Petitum: Die NGOs im Nahen Osten sollten konkret unterstützt werden. Endlich, es ist höchste Zeit. Und auch im Entwicklungshilfeministerium habe ich noch einen Termin. Thema: Zusammenarbeit in der Flüchtlingsfrage mit allen anderen NGOs und Hilfsorganisationen. Der damalige und auch nach der Wahl weiter umtriebige Entwicklungshilfeminister Gerd Müller bewegt wirklich etwas und war auch einer der wenigen Politiker, die sich tatsächlich in den Flüchtlingslagern in Jordanien, im Libanon und in der Türkei und im Irak umgesehen haben. Chapeau!

Dort treffe ich auch Düzen Tekkal, die rührige Jesidin aus Hannover, der es wie Nadia Murad gelingt, das Schicksal der jesidischen Mädchen und Frauen immer wieder zu thematisieren und in die Öffentlichkeit zu tragen. Während meiner Recherche zu *Kein Schutz – nirgends* besuchte ich rund um Djarbakir im Osten der Türkei die rund 4500 geflüchteten Jesidinnen. Die dort völlig verzweifelt und ohne Hoffnung in den Camps festsitzen. Immer wieder haben mich die Frauen gefragt: »Warum nimmt Angela Merkel die Syrer auf, warum nicht uns, die Jesiden?« Und ich habe ihnen versprochen, mich in Deutschland für sie einzusetzen. Darum auch meine Fahrt nach Berlin. Jetzt will Minister Müller aktiv werden. Denn der Albtraum ist für die jesidischen Mädchen zu diesem Zeitpunkt noch nicht vorüber. Noch immer sind im Winter 2017 rund 3500 in der Gewalt der IS-Terroristen. Auch weil die

Jesiden unter den fanatischen Islamisten des IS als ungläubig gelten, weil sie von ihnen verfolgt werden, die Männer getötet werden und die Mädchen vergewaltigt, zwangsverheiratet und gefoltert werden.

Im Sindschar-Gebirge im Norden des Irak harrten die geflüchteten Jesiden im Sommer 2014 fünf Wochen bei 40 Grad Hitze aus, fast ohne Wasser, Nahrung oder Sonnenschutz. Nur die NATO-Hubschrauber konnten ein wenig helfen. Dank der kurdischen Peschmerga-Soldaten konnten dann gesicherte Fluchtwege entstehen. Eine Flucht, die in den türkischen Lagern endete. Von wo aus es kein Vor und kein Zurück mehr gibt. In furchtbarer Angst. Weil genau dort vor hundert Jahren die Kurden in einem Genozid die Jesiden ausgelöscht hatten. Die Geschichten, die mir die Frauen dort erzählt haben, sind so unfassbar, dass sie einen um den Schlaf bringen. Das alles fällt mir ein, als wir in Berlin über Hilfe für die Menschen im Nordirak, aber auch im Osten der Türkei und in Syrien sprechen. Wir sind uns auch einig, dass wir weiter mit Vortragsreisen, Flyern und konzertierter Öffentlichkeitsarbeit auf die Not der Menschen aufmerksam machen werden. Der Minister verspricht zudem, auf seine Reisen dorthin Journalisten mitzunehmen, damit die Themen nicht aus der Öffentlichkeit verschwinden.

Die Hauptabteilungsleiterin für Flüchtlingsfragen, Elke Löbel, kommt gerade aus dem Irak zurück und berichtet von dem erfolgreichen Projekt »Cash for Work«. Damit werden Syrer, Iraker und Kurden mit Geld unterstützt, wenn sie beim Wiederaufbau ihres Landes mithelfen und ihr Haus, ihr Dorf oder etwa eine Schule wiederaufbauen.

Bei all den aktuellen Themen rund um den Krieg in Syrien bedrückt mich aber auch sehr, was derzeit in den Vereinigten Staaten von Amerika geschieht: Seit Januar ist Donald Trump vereidigt, seine Inaugurationsrede hat mich erschüttert. Was kommt da aus Amerika, auf uns alle, auch in Europa, noch zu? Seine Beraterin Kellyanne Conway wischt die Lügen von Trumps Pressesprecher einfach mit dem Hinweis auf »alternative Fakten« beiseite. »Fake News« sind die neue Botschaft, und ich frage mich, wann endlich die Journalisten in den Vereinigten Staaten aufstehen und sich wehren in diesem Krieg gegen den anständigen Journalismus.

Bei all diesen wichtigen Themen und drängenden Fragen hoffe ich doch sehr, dass ich bald wieder fit bin … aber noch ist das große »unsichere« Loch vor mir. Was, wenn doch nicht alles gut geht? Wenn ich gar nicht mehr richtig fit werde? Gar meinen geliebten Beruf als Journalistin und Publizistin nicht mehr ausüben kann? Nicht mehr an die Universität nach Paderborn fahren kann, zu meinen Studierenden, um über »Frauen, Krieg Gewalt« in der ganzen Welt zu berichten? Nein, diese Gedanken werden jetzt gleich wieder beiseitegeschoben. Das Glas ist immer halb voll, so meine Devise. Ist aber, wenn ich ehrlich bin, in diesen Zeiten nicht immer leicht. Aber jetzt muss ich mich auf mich konzentrieren.

Die Gespräche mit den UN-Frauen und am nächsten Tag im Ministerium haben meine Gedanken vom Tumor abgelenkt. Aber jetzt wird es Zeit, mich auf den Weg nach Hause zu machen. Ich schieße noch ein Foto mit dem iPhone, twittere »Die deutschen #NGOs wollen mit dem #Entwicklungshilfeminister den Flüchtlingen in Jordanien, im Libanon, in der Türkei und in Griechenland helfen« und springe in den letzten Zug um 23 Uhr ab Berlin Hauptbahnhof. Der ist wie immer um diese Zeit ziemlich leer und einsam. Morgen früh heißt es dann: einpassieren im UKE. Bereits um zehn Uhr. Was machen die so lange vorher mit mir? Die OP ist doch erst am kommenden Tag so um sechs Uhr? Ich finde zu Hause einen Brief von Prof. Dr. Westphal vor, in dem er mich nochmals eindringlich daran erinnert, dass die OP des Tumors dringend nötig ist. Anscheinend hat er Angst, ich könnte abspringen. Er beendet den Brief mit diesem irgendwie rührenden Satz: »... wir haben dann auch unverzüglich einen Operationstermin für Freitag, den 17. Februar vereinbart, bis dahin ...« Nein, ich springe nicht ab. Da muss ich jetzt durch. So schnell wie möglich ...

## KAPITEL 2

# Die Operation, die Träume und die Folgen

Es wird ein kleiner Koffer. Eine Woche Klinik, hat man mir gesagt. Ladekabel nicht vergessen, für das iPhone, und das iPad. Mein Tempur-Kopfkissen, 40 mal 80 Zentimeter, zugleich weich und hart, das muss auch mit. Sie machen mir schließlich den Kopf auf – wie wird das dann sein, mit dem Darauffliegen? Und sonst? Einfach nicht mehr viel denken. Zu Hause ist alles geregelt, mein Mann lässt sich nichts anmerken. Von seinen Sorgen erzählt er mir dann erst sehr viel später. Punkt zehn Uhr stehe ich an der zentralen Aufnahme im Riesenklinikum UKE, dem Universitätsklinikum Hamburg-Eppendorf.

1720 Betten, 2600 Ärzte, 10000 Mitarbeiter. 40 Kliniken innerhalb einer Klinik. Einchecken, Formulare ausfüllen. Termine wahrnehmen, mit dem Anästhesisten, einer Allgemeinmedizinerin, einer Neurochirurgin.

Sie drückt mir eine sechs Seiten lange »Patientenaufklärung« über eine Schädel-Gehirn-Operation in die Hand. Dabei ist noch »links« angekreuzt. Damit meint sie wohl meine Kopfseite. Sechs Seiten – und das soll ich jetzt alles lesen? Ich habe mich ja in der Woche zuvor zu Hause schon im Internet schlaugemacht. Das ist beunruhigend genug, finde ich. Das will ich nicht noch weiter vertiefen. Mein Entschluss zur OP steht fest, ich vertraue dem Arzt. Und alles andere liegt dann sowieso in Gottes Hand. Im Hamburger Mariendom habe ich ihn nochmals in der Woche davor ganz alleine besucht. Um Kraft gebeten, um Mut, und vor allem um Schutz für meine Lieben, für meinen Mann, meine Kinder und meine Enkeltochter. Auf Seite sechs unterschreibe ich die Einwilligung, der Absatz »Nur im Fall einer Ablehnung« ist schwarz unterlegt und interessiert mich heute nicht. Die Ärztin krakelt etwas Unleserliches auf die Seite. Was genau, kam bei mir an diesem Tag aber nicht mehr an. Meine Gedanken sind weit weg. Die Patientenaufklärung werde ich erst »danach« lesen. Ich sehe die Skizze eines Kopfes auf der Seite eins, da ist der Zugang für die Operation abgebildet. Erst kommt der Hautschnitt hinter dem Ohr, dann wird dort der Knochen geöffnet. Ich werde nur an dieser Stelle rasiert. Nicht am ganzen Kopf, was ich vorher schon befürchtet hatte. Warum aber jetzt nicht lieber die Zeit mit einem Blick in die Internetausgabe der *Süddeutschen Zeitung* vertreiben, dann die *BILD* und dann das *Hamburger Abendblatt* lesen? Normalität. Das will ich jetzt spüren. In der Cafeteria hole ich mir einen Kaffee. Die Schwester sagt mir, dass ich ab 14 Uhr in mein Zimmer einziehen kann. Vorher stehe ich noch auf der Station im Gang rum. Welches Zimmer ist für mich? Das ist wohl nicht so einfach. Vor allem darf ich ein Einzelzimmer haben. Was wohl ungewöhnlich ist hier. Aber mir mehr als recht. Wenn es mir schlecht geht, bin ich lieber alleine, verkrieche mich und bin nicht ansprechbar. Es dauert. Die Station 3C ist die Neurochirurgische Station. Mir fällt auf, dass an einer Wand in den Gängen immer ein Handgriff befestigt ist. Wohl für die ersten Schritte nach einem Eingriff. Es gibt einen Aufenthaltsraum im klassischen Charme einer Klinik. Aber dort steht immerhin ein Kaffeeautomat, und es gibt Porzellangeschirr und keine Plastikbecher. Am großen Zentraltresen drängen sich vier, fünf Menschen. Zwei hacken in einen Computer, eine Schwester telefoniert wegen meiner Zimmerbelegung. Es macht anscheinend Probleme.

Dann endlich. Einzug in ein nüchternes und karg eingerichtetes Krankenzimmer. Mit einem fahrbaren Schrank mit Schlüssel. In den soll ich meine Sachen einräumen. Denn nach der OP komme ich in ein anderes Zimmer und der fahrbare Schrank mit mir.

Wie in all diesen Krankenhauszimmern steht dort ein viereckiger Tisch, eingerahmt von zwei Stühlen. Ob ich etwas essen möchte? »Nein, danke, ich habe gar keinen Hunger im Augenblick.« Mich interessiert jetzt viel mehr, ob ich auch bald eine Tablette gegen meine aufsteigende Angst bekomme. Einen Tranquilizer, einen kleinen, weißen »Beruhiger«. Das könnte ich wirklich gut gebrauchen. »Klar«, versichert mir die Stationsschwester. »Wir geben Ihnen am Abend etwas, dann können Sie schlafen. Um 4.30 Uhr holen wir Sie dann in den OP.« Erst am Abend die Tablette? Das ist noch lange hin. Also lesen. Ich habe mir auch zwei Bücher auf das iPad geladen. Mein Magen fühlt sich angespannt an. Obwohl ich immer noch keinen Hunger habe. Jetzt ist es vielleicht auch besser, wenn ich nichts mehr esse. Ich hätte jetzt wirklich gerne eine Tablette zur Beruhigung. Aber: Die Schwester kommt erst spät. Und ich bekomme nichts. Keine Beruhigungspille, kein Sedativum. Was es sonst meistens in allen Kliniken vor einem Eingriff gibt. So jedenfalls habe ich das bisher erlebt. Als ich mich um Mitternacht noch immer schlaflos in einem viel zu weichen Bett von einer Seite auf die andere wälze und noch einmal um eine Beruhigungstablette bitte, heißt es, jetzt sei es viel zu spät, da die Narkose kurz bevorstehe. Da könnten sie jetzt nichts mehr geben. Jetzt aber habe ich: Angst. Nackte, pure Angst. Während ich diese Zeilen schreibe, weiß ich nicht mehr, wie ich diese Stunden überstanden habe. Aber sie gingen vorüber. Wenngleich mit dicken, schweren Wackersteinen in meinem Magen. Ich erinnere autogenes Training, atme tief und versuche wieder ruhiger zu werden. Versuche, meine Beine anzuwärmen, dann die Arme, den Bauch, den Magen. Und immer weiter tief atmen. Aber: Es gelingt mir nicht wirklich gut. Verdammt, warum haben die mir nichts gegeben? Bei mir mischen sich jetzt Wut und Angst. Keine tolle Kombination.

Pünktlich werde ich schließlich abgeholt, durch die Gänge gerollt und mit dem Aufzug transportiert. Es geht so schnell, dass ich fast gar nichts richtig wahrnehmen kann. Nur ein unglaubliches Gewurrl und Gewusel im OP. Um 4.30 Uhr schon so viele Menschen so aktiv und auf den Beinen. Der Anästhesist legt die erste Nadel in meinen rechten Arm. Da sind die Venen besser. Ich solle mir jetzt keine Gedanken mehr machen, gleich sei ich »weg« … und so ist es dann wohl auch.

Stunden später: Sie sagen meinen Namen, immer wieder. »Aufwachen, können Sie uns hören?« Mit einer Taschenlampe leuchten sie in meine Augen, halten das Lid fest, das sonst zufallen würde. »Können Sie Ihre Finger bewegen? Ihre Zehen? Spüren Sie, wenn wir Sie berühren?« Hände hoch, Füße bewegen und Beine hoch. Ich liege auf der Intensivstation. Unzählige Geräte um mich herum, andere frisch operierte Patienten zu beiden Seiten neben mir. Um den Kopf ahne ich mehr als dass ich sie fühle eine große Bandage. Mir ist so furchtbar schlecht. Ich übergebe mich dauernd. Die Schwestern reichen mir die nierenförmigen Pappschalen. Kommen gar nicht nach. Ich frage ziemlich verzweifelt, ob sie mir nicht was gegen diese Übelkeit geben können? Es wird mir etwas in die Vene gespritzt, ich hänge sowieso noch an vielen Strippen. Kopf-OP und Übergeben, das ist wahrlich eine heiße Kombination. Ich bin frisch operiert, kann mich kaum bewegen und muss mich doch dauernd übergeben. Zwischendurch falle ich wohl wieder in einen tiefen Schlaf. Meine Übelkeit weckt mich aber regelmäßig auf. Es hört nicht auf. Ich büße ganz schön viele Sünden ab. Neben mir liegt ebenfalls ein gerade am Kopf operierter Patient. Voller Mitgefühl sagt er: »Ihnen geht es wohl richtig schlecht, Sie Arme.« Er packt das alles besser. Kann lange vor mir aus der Intensivstation zurück in sein Zimmer. Ich bleibe dort für 24 Stunden. Das lese ich aber erst viel später im Entlassungsbericht. Auch dass die OP fünf Stunden gedauert hat. Zurück im Zimmer, ist mir aber immer noch so furchtbar übel, dazu habe ich heftige Kopfschmerzen. Es fühlt sich an wie einer der mir leider so bekannten Migräneanfälle. Ob man mir nicht ein Triptan-Präparat spritzen könne, frage ich die Schwester. Triptane, so der Name einer Wirkstoffgruppe, die als Migränemedikament eingesetzt werden, helfen mir immer bei Migräne. Erstaunlicherweise aber haben sie kein Migränemittel auf der neurochirurgischen Station. Sie müssen es, das erklärt mir die Schwester, in der krankenhauseigenen Apotheke bestellen, das dauere 24 Stunden. Ich fasse es nicht. Bis dahin übergebe ich mich laufend und fast ohne Pause, dazu der frisch operierte Kopf. In meiner Not greife ich nach dem iPhone. Wie ein Wunder erscheint es mir, dass es aufgeladen in der Schublade meines fahrbaren Nachttischs liegt. Meinen Mann erreiche ich nicht, aber meine Enkeltochter: »Bitte, bitte schick mir ganz schnell den Klaus mit einer Migränespritze, ich liege im Krankenhaus. Mir geht es nicht sehr gut.« Wie mit Klaus vereinbart, hatte ich weder meine Enkelin noch meine beiden Söhne über die Operation informiert. Aber Melanie handelt sofort, und keine Stunde später kommt mein Mann mit der heiß ersehnten Triptane-Spritze. Die ich mir dann selbst gebe – und sie hilft. Oh Wunder. Das Übergeben hört auf, die Kopfschmerzen »verfliegen«, alles andere regt mich jetzt nicht mehr auf. Über das Verfahren im UKE, dass Medikamente erst in der Apotheke bestellt werden müssen, will ich nicht weiter nachdenken. Jetzt ist erst mal die OP überstanden. Ob der Tumor gutartig oder bösartig ist, erfahre ich voraussichtlich in drei Tagen. Der Operateur jedenfalls erscheint hochzufrieden an meinem Bett und spricht von einem »sehr gelungenen Eingriff«. Später ergänzt er aber noch: »Es ist ein minimaler Rest stehen geblieben, und wenn Sie jetzt fragen: Warum? – Weil Sie sonst den Rest Ihres hoffentlich noch langen Lebens unsere schöne Welt doppelt gesehen hätten, was aber nicht mal das halbe Vergnügen ist …« So ganz kann ich den Humor noch nicht teilen. Auch dass mein Bett durchhängt, will ich ihm nicht erzählen. Das werde ich mit der Schwester besprechen. Und sie entweder um eine neue Matratze oder ein Brett darunter bitten. Mein Kreuz jammert jetzt schon. Der Kopf ist brav, fest in eine weiße Mullbinde eingebunden. Und: Ich habe keine Schmerzen mehr, und mir ist nicht mehr übel.

Klaus wurde von einem Oberarzt noch am Tag der Operation angerufen, dass alles gut gegangen sei. Allerdings erst am Abend, gegen 19 Uhr. Er wusste, dass ich um sechs Uhr auf der OP-Liste stand – was mag das für ein langer, schrecklicher Tag für ihn gewesen sein? Mit dem Blick zurück erinnert er sich, wie sehr er den ganzen Tag wie auf heißen Kohlen gesessen habe: »Es war furchtbar, ich habe gebetet, dass es gut gehen möge, war voller Hoffnung, dass Du da wieder gut rauskommst.«

Zwischen der Diagnose und dem Operationstag ist ihm in dieser Woche viel durch den Kopf gegangen. Aber reden darüber wollte er nicht. Auch um mich nicht noch mehr zu verunsichern. Es war ihm bewusst, dass eine solche Operation mit einem erheblichen Risiko verbunden ist. Dass das alles andere als ein einfacher Eingriff war. Nachdem die erste Nachricht aus der Klinik kam, sagten ihm die Ärzte aber auch noch, dass er jetzt nicht kommen müsse. Ich sei gar nicht ansprechbar und außerdem noch auf der Intensivstation.

Dann kam der Hilferuf der Enkeltochter, und Klaus sauste mit der Spritze in die Klinik. Mir ging es elend, vor allem wegen der Migräne. Hätte ich die Patienteninformation gründlicher gelesen, wäre mir klar geworden, dass Kopfschmerzen und Migräne nach einem solchen Eingriff nicht ungewöhnlich sind. Klaus erinnert sich heute noch daran, dass er eigentlich statt Blumen eine Perücke mitbringen wollte. Weil er dachte, mein Kopf sei vor der Operation geschoren worden. Wie erstaunt er war, als er mich halb aufrecht im Bett sitzend sah, nur mit einem weißen Verband um den Kopf. Und alles andere als redefreudig. Heute sagt er, dass es gut war, dass er da in den ersten Tagen vier, fünf Stunden einfach nur in meinem Zimmer dagesessen sei. Mich gefüttert hat. Weil ich zum Essen noch viel zu schwach war. Mich auf den Weg zur Toilette gestützt hat, weil ich vor Schwindel nicht geradeaus gehen konnte. Das Klinikpersonal im UKE ist meines Erachtens überfordert mit der Pflege seiner Patienten – wie überall in Deutschlands Kliniken. Und so war es mein Mann Klaus, der mir immer wieder dabei geholfen hat, kleine Wege im Zimmer zu gehen. Auf und ab. Das werde ich ihm nie vergessen. Auch und vor allem emotional: Mein Mann war da. Immer nach seiner Devise: »Du schaffst das schon.« Heute erzählt er, dass er damals unglaublich erschrocken ist, als ich ihm nach dem Besuch beim Radiologen von der Diagnose erzählte. Er habe, so sagt er später, mit allem gerechnet, nur nicht mit einem Hirntumor. Unvorstellbar war das für ihn, wenn sonst jemand klar denkt, sich ganz normal verhält. Aber dann habe er immer nur gehofft, dass alles gut geht. Und viel gebetet.

Ein weiterer Lichtblick in der Klinikzeit war eine besonders engagierte und herzliche Physiotherapeutin. Noch mitten in der Ausbildung, aber von einer der sechs Hamburger Physiotherapieschulen ausgeliehen zum aktiven Einsatz am Patienten. Sie dachte sich tatsächlich jeden Tag neue Übungen aus. Erst im Sitzen auf der Bettkante. Schon das war eine Herausforderung mit dem schwindeligen Kopf. Dann im Stehen, mit

Festhalten. Aber als ich ihr auf meinem iPhone die Musik aus dem Film *La La Land* vorspiele, habe ich mich tatsächlich vorsichtig tanzend mit ihr bewegt. Fließende Bewegungen, die gehen viel besser. Und sie versprach, sich so schnell wie möglich den Film mit dieser fröhlichen, motivierenden Musik anzusehen …

Sobald ich klarer denken konnte, habe ich meine Kinder angerufen und ihnen von der Operation erzählt. Sie waren schockiert, betroffen und wollten mich natürlich sofort besuchen. Aber danach war mir noch keinesfalls. Ich fühlte mich einfach noch zu zitterig, schwach, und vor allem: schwindelig. Ohne Halt konnte ich nicht gehen. Alles um mich herum und unter mir schwankte. Bei jedem einzelnen Schritt. Nicht zu vergleichen mit dem eher lustigen Gefühl nach vielen Tagen auf einem Schiff und dann wieder auf festem Grund. Wenigstens hing der Mundwinkel nicht mehr runter, und auch das rechte Augenlid blieb ohne Anstrengung offen. Aber: Die Nächte kamen mir elend lang vor. Mein mitgebrachtes Kopfkissen viel zu hart. Das hielt ich mit meinem frisch operierten Kopf nicht aus. Auf der Station in der Neurochirurgie hatten sie ganz, ganz weiche Kissengebilde. Die wussten schon, weshalb. Die Matratze war leider unverändert weich, durchhängend. Trotz meiner Anfrage bekam ich keine neue und auch kein Brett darunter. Dabei war meine Bitte sicherlich viel zu zaghaft, mir fehlte die sonst eigene Durchsetzungskraft und Stärke. Wohl auch kein Wunder nach einer solchen OP. Dafür erhielt ich vom Oberarzt Schmerzmittel gegen meine Kreuzschmerzen. Ich muss wohl aktzeptieren, dass ich derzeit mit der weichen Matratze schlafen muss, und freue mich einfach auf daheim. In den Nächten hörte ich Musik auf dem iPhone. Ma Vlast von Smetana, Meine Heimat. Dirigiert von Thomas Hengelbrock mit viel Einfühlungsvermögen, Schwung, Temperament und Liebe.

Dazwischen, daran erinnere ich mich aber kaum mehr, muss ich auch viel geschlafen haben. Aber auf dem iPhone war genug Musik bis zum ersten Morgengrauen. Hinausgucken wollte ich nicht so gerne, dunkler Februar, mit regenverhangenen Wolken, gegenüber nur der Blick auf eine graue Häuserwand. Nichts Grünes, nichts, was aufheitern könnte. Das Zimmer wie alle Krankenhauszimmer: wenig inspirierend und sehr, sehr kahl.

Dazu die tief sitzende Angst, dass das operierte Meningeom doch bösartig sein könnte. Der Befund kam dann am Mittwoch, fünf Tage nach dem Eingriff. Nun ja, es war ja auch ein Wochenende dazwischen. Da muss man sich als Patientin halt gedulden, dachte ich mir. Ich gestehe, dass mir ganz langsam dicke Tränen über die Wangen liefen, als ein Arzt mir mitteilte, dass der Tumor gutartig war. Man habe ihn gründlich untersucht. Er sei komplett entfernt worden. Später erfahre ich, dass dem nicht so ist. Jetzt aber erst mal: Erleichterung, Glücksgefühle – tief durchatmen und zugleich ein großes Aufatmen. Die Mischung ist kaum zu beschreiben.

Nach einer Woche werde ich aus der Klinik entlassen. Wie sagte Prof. Dr. Westphal bei einem Besuch bei mir im Zimmer so locker: »Sie können auch morgen nach Ohio fliegen, wenn Sie wollen.« Viel später begreife ich erst, welches Wunder der Operateur da vollbracht hat. 20 mal 20 Millimeter war es dann doch groß, ziemlich tief in meinem Kopf versteckt und kompliziert zu erreichen, das war mein Meningeom. Eingebettet vom Gefühlsnerv für das Gesicht, dem Trigeminus, und zwei weiteren Nerven, die wichtig sind für das Bewegen der Augen. In einem Interview mit der *BILD am Sonntag* vom 26. Februar 2017 wird Prof. Westphal später sagen: »Ich musste erst ein Stück der Schädeldecke hinter dem Ohr auffräsen. Danach geht man durch die Hirnhaut hindurch, lässt etwas Nervenwasser ab und bekommt einen ein bis zwei Zentimeter breiten

Spalt, an dessen Ende in der Tiefe der Tumor saß. Nach fünf Stunden chirurgischer Feinstarbeit konnte das Meningeom herausgelöst werden, das Loch wurde mit Knochenzement geschlossen.«

Ich konnte es gar nicht glauben, dass ich so schnell nach Hause durfte. Jetzt, dachte ich, ist das Schlimmste vorbei. Drei, vier Tage noch Ruhe, bewegen, dann geht es wieder aufwärts, und ich kann wieder zurück in mein normales Leben. Das waren meine Träume. Die Wirklichkeit nach einer Tumoroperation sieht anders aus. Ganz anders. Das erfuhr ich leidvoll in den folgenden Wochen und Monaten und so manches mehr. Von wegen gerade gehen ohne Schwindel. Von wegen wieder normaler Alltag, mit Sport, Schreiben und auch dem ganz einfachen Haushalt. Das alles muss ich mir wieder erkämpfen. Na dann … auf geht's!

Im schönsten Medizinerdeutsch liest sich dann das operative Geschehen im Entlassungsbericht so:

»Am postoperativen Folgetag konnte die Patientin bei komplikationslosem Verlauf von der Intensivstation zurück auf die Normalstation übernommen werden. Hier erfolgte schrittweise Mobilisation auf Stationsebene unter Physiotherapeutischer Anleitung. Bis auf einen latenten Schwindel, der sich bereits schrittweise besserte, bestanden keine neu aufgetretenen neurologischen Defizite.« Und weiter: »Wir empfehlen eine Wiedervorstellung in ca. drei Monaten mit aktuellen MRT-Bildern.« Das war's dann – oder doch nicht?

Was weiß ich eigentlich von meinem Gehirn? Von meinem Kopf? Ich kenne mich ehrlich gesagt besser mit meinen Knochen, Muskeln und dem ganzen Bewegungsapparat aus als mit diesem komplexen Organ. Auch weil ich ein Leben lang intensiv Sport gemacht habe. Der Kopf – der saß drauf und tat manchmal gemein weh, wenn die Migräne kam. Wie wir uns bewegen, fühlen, lachen und weinen – auch das passiert irgendwie durch eine Steuerung im Gehirn. Jetzt nach dem Eingriff interessiert mich doch sehr, was da alles los ist unter der Gehirnschale. Erst mal die Erkenntnis: Das menschliche Gehirn hat ungefähr die Größe eines Blumenkohls. Sein Gewicht liegt bei etwa anderthalb Kilogramm. Unter der tofuähnlichen obersten Schicht des Großhirns gibt es geradezu unendlich viele Verbindungen – stellt man sich vor, dass es eine Sekunde dauern würde, um eine dieser Verbindungen zu zählen, dann bräuchte man drei Millionen Jahre, um sie alle zu zählen. Hippokrates, der Vater der westlichen Medizin, der mit dem ärztlichen Eid, erkannte schon vor fast 2 500 Jahren: »Der Mensch sollte wissen, dass Freuden, Vergnügen, Lachen und Scherzen sowie Leiden, Kummer, Traurigkeit und Klagen allein vom Gehirn ausgehen.« Okay – und in meinem Gehirn hat jetzt Prof. Dr. Westphal herumgeschnippelt? Nichts verletzt? Wie werde ich jetzt weiterleben? Genauso wie davor? Werde ich bis auf die körperlichen Folgen genauso wieder lachen können, weinen, mich freuen oder traurig sein? Wird mein Mitgefühl erhalten bleiben? Für alle die, denen Unrecht geschieht? Denn nicht nur jetzt wird mir klar, dass das Gehirn entscheidet, wie wir die Welt wahrnehmen und wie wir uns in ihr verhalten.

Unser Gehirn wird darum wohl auch intensiv erforscht. Weltweit finden dazu Kongresse statt. Alleine 30 000 Hirnforscher treffen sich alljährlich auf der Jahrestagung der »Society for Neuroscience« in den USA. Stürzen sich auf die neueste Bildgebungstechnologie, die aktuellen Studien aus Genetik, Chemie und Informatik, um mehr über das Gehirn zu ergründen. Aufbau, Kartierung, Bewusstsein, Kognition und Emotion – das sind nur Stichwörter für die spannenden Geschehnisse in dem »Blumenkohl« hinter unserer Hirnrinde. Mein Meningeom saß darunter am Hirnstamm. Das ist ein kleiner stielartiger Bereich an der Unterseite des Hirns im Übergang zum Rückenmark. Der Hirnstamm selbst steuert viele lebenswichtige Körperfunktionen, wie die Atmung, das Schlucken und den Blutdruck. Andere wichtige Nervenbahnen laufen dort durch. Werden diese bei einem Eingriff verletzt, kommt es zu schwerwiegenden Folgen für den Patienten. Das alles lese ich Gott sei Dank erst danach, nach dem Eingriff. Und bin froh, dass ich mich vorher vor Angst nicht verrückt gemacht habe.

An der Oberseite des Hirnstamms sitzt der Thalamus, ein Bündel von Neuronen. Etwa in der Größe einer Walnuss. Von dort gehen die Bündel, oder Kerne, in bestimmte Bereiche der Hirnrinde. Sie sollen wie ein sensorisches Relais funktionieren, also wie ein elektromagnetischer Schalter. Da wird es bei mir schon kompliziert mit dem Verstehen. Aber was ich verstehe, ist, dass an der Rückseite des Gehirns quasi ein zweites Gehirn sitzt. Das Kleinhirn. Und daher der Name meines Meningeoms: Kleinhirn-Brückenwinkel-Meningeom. WHO I. Das ist die »harmloseste« Form nach der Klassifizierung der World Health Organization. WHO II geht auch noch, aber Tumore der Klasse WHO III – die seltenste Form – sind bösartig. Allmählich werde ich zur Fachfrau in Sachen Tumore.

Für die Beschreibung des Kleinhirns greife ich schon wieder in die Gemüsekiste: das Kleinhirn ist nämlich kleiner, wie der Name schon sagt, und nur noch ein faustgroßer »Blumenkohl«. Allerdings dicht bepackt mit Zellen: rund die Hälfte aller Nervenzellen des gesamten zentralen Nervensystems sitzen dort. Erst Anfang des 19. Jahrhunderts haben Wissenschaftler die immens wichtige Rolle des Kleinhirns erkannt. Probleme dort führen zu Gehschwierigkeiten, zu allgemeiner Ungeschicklichkeit bei den Bewegungen. In den letzten Jahren haben Neurowissenschaftler auch herausgefunden, dass das Kleinhirn an einer Vielzahl kognitiver Funktionen beteiligt ist – Gedächtnis, Gefühle, Sprache und Aufmerksamkeit.

Wird sich das auch bei mir bemerkbar machen? Wird es Veränderungen in diesen Bereichen geben? Mein Neurologe Dr. Theis macht bei jedem meiner Besuche ein sogenanntes EEG, das Elektroenzephalogramm. Damit lässt sich die elektrische Aktivität des Gehirns messen, die sich durch starke Oszillationen, also Wellen auszeichnet. Erst in den letzten Jahren kam man auf die Idee, dass diese Wellen vermutlich auf die synchrone – also gleichzeitige – Aktivität großer Neuronengruppen zurückgehen. Das heißt vereinfacht: Wir haben ständig Ideen. Wir »denken« selbst im Schlaf. Auch an einem möglicherweise »schlechten« Tag funktionieren diese Schwingungen in Gehirn und Geist. Dabei sind »Geistesblitze« nicht immer nur gut. Es kann auch zu »Gehirngewittern« kommen, das sind dann epileptische Anfälle. Viele Tumorpatienten berichten davon. Ich bin erfreulicherweise von solchen Anfällen verschont geblieben. So vieles, das hätte schiefgehen können. Ist es aber nicht. Ich habe, so denke ich oft, richtig Glück gehabt, bei allem. Oder etwa nicht?

In der Zeit, als ich unmittelbar nach der OP wieder zu Hause bin, schaffe ich es gerade mal für eine Stunde, an meinem Schreibtisch zu sitzen, um im Internet zu surfen. Oder nach dem Aufstehen am Morgen in meinem gemütlichen Schlafzimmerstuhl die Zeitung zu lesen. Ich schätze diese Zeit sehr. »Normalität« fühlen. »Europa wird zur Festung«, lese ich im *Hamburger Abendblatt*. Auf einem großformatigen Foto stehen die Staats- und Regierungschefs der EU vor dem Großmeisterpalast in La Valletta auf Malta. Mir wird ganz schlecht. Die Balkanroute haben sie schon fast geschlossen. Der Pakt mit der Türkei hält. Genau der, den ich auf der griechischen Insel Lesbos bei meinen Recherchen als das große Damoklesschwert für die Flüchtlinge erlebt habe. Denn all die Menschen, die so glücklich waren, solche Erleichterung empfanden, dass sie es aus Kriegen und Krisen, aus Syrien, dem

Nordirak, aus Afghanistan und Pakistan bis auf die kleine Insel geschafft hatten, ahnen damals noch nichts von den geschlossenen Grenzen in Mazedonien. Dass ihnen Wochen im kalten Regen und dicken Schlamm bei Idomeni bevorstehen würden. Dass sie dann von den Griechen abgeholt und ins Landesinnere transportiert würden. In ein Lager ohne Internet. Und wo ihnen die Griechen dann zynisch erklärten, dass sie nur über das Internet einen Antrag auf einen Termin bei der Behörde stellen könnten. Dass sie dort erst einen Asylantrag stellen könnten. Es ist unsäglich, was da so alles gerade auch in den kleineren, einfachen Bereichen schiefläuft.

Wenigstens erklären die Staatsführer gleich zu Beginn ihrer Tagung auf Malta, dass sie sich zur vollständigen Einhaltung der Menschenrechte, des Völkerrechts und der europäischen Werte bekennen. Worte – ob sie was bewegen und helfen? Denn der UNHCR und die Internationale Organisation für Migration warnen laut und deutlich: In Libyen landen die Flüchtlinge in Internierungslagern unter beklagenswerten Zuständen. Und weiter mahnen die Organisationen, das Land komme weder als sicherer Drittstaat infrage noch als Standort, um den Schutzanspruch ankommender Menschen zu prüfen. Gelbe Karte also für den damaligen Innenminister Thomas de Maizière … hoffentlich nimmt er sich das auch zu Herzen.

Die Türkei, so ist überall in den Auslandsteilen der Zeitungen zu lesen, befindet sich im Wahlkampfmodus. Nur so ist zu verstehen, dass das Land den Flüchtlingspakt von vor einem Jahr aufkündigen will, wenn nicht sowohl in Deutschland als auch in den Niederlanden türkische Politiker Wahlkampfreden halten dürften. Sicher, es leben 1,46 Millionen Menschen mit zwei Pässen bei uns, einem türkischen und einem deutschen. Das ist dann schon ein Potenzial an Wählerstimmen, auf die Erdogan als Präsident nicht verzichten will. Und daher auch die unverhohlene Drohung: »Wenn ihr wollt, ebnen wir jeden Monat 15 000 Flüchtlingen den Weg …« So tönt es aus Ankara. Passiert dann aber nicht. Schließlich fließen ja auch Milliarden in das Land, damit die jetzt bereits 3,8 Millionen syrischen Flüchtlinge dort versorgt werden können.

Voller Mitgefühl lese ich auch die Geschichten der geflüchteten Frauen aus Syrien und Eritrea, aus Afghanistan und Pakistan, aus Somalia und Äthiopien. In der Berliner Charité haben Psychiater eine repräsentative Befragung gestartet. Bei der deutlich wird, wie schwer traumatisiert viele dieser Frauen sind. Immerhin dauert eine Flucht durchschnittlich dreieinhalb Monate. Ich mag mir gar nicht vorstellen, was sie dabei alles durchlitten haben. Oft auch als allein Flüchtende, mit ihren Kindern. Dabei fehlt ihnen, wenn sie es denn nach Deutschland geschafft haben, die nötige medizinische Unterstützung. Jede zehnte von ihnen hat Selbstmordgedanken. Vor allem die Frauen aus Eritrea fallen in tiefe Depressionen. Reden nicht mehr. Auch weil sie auf ihrer Flucht oft den Schlepper oder Schleuser mit ihrem Körper bezahlen mussten. Weil viele von ihnen schwanger sind oder bereits ein Kind haben, wenn sie hier ankommen. Kinder, die sie gewaltsam empfangen haben. Dabei sind aber auch die fehlenden Deutschkenntnisse ein großes Problem. Da aber ein Großteil der geflüchteten Frauen oft nur bis zur zweiten, dritten Grundschulklasse eine Schule besucht hat, ist es schwer für sie in den Integrationskursen. Da können sie nicht folgen und bleiben dann lieber zu Hause. In ihrem jetzt zwar sicheren, aber dennoch isolierten Umfeld. Die Frauenorganisationen haben sich das erfreulicherweise im ganzen Land zum Thema gemacht und wollen hier den geflüchteten Frauen in die Normalität helfen. Frauen unterstützen Frauen – das beruhigt mich dann doch.

Auch die Entwicklung in den USA beschäftigt mich in diesen kalten Wintertagen. Seit Kurzem ist Donald Trump dort im Amt und hält die Welt in Atem. Barack Obamas Gesundheitsreform wollte der Neue im Weißen Haus, der so gern den starken Mann markiert, ja als Erstes abschaffen. Aber obwohl seine Republikaner in beiden Kammern des Kongresses die Mehrheit haben, scheitert die Partei mit einer Gesundheitsreform. Statt »Obamacare« abzuschaffen, passiert erst mal gar nichts. Einzelne Senatoren, so lese ich in der *Washington Post*, wollten diejenigen unter ihren Wählern schonen, die ihre Krankenversicherung nicht verlieren, sondern behalten wollen. US-Kommentatoren fragen bereits, ob die Republikaner überhaupt regierungsfähig sind. Hilft aber auch nichts. Sie sind an der Macht, haben in beiden Kammern die Mehrheit und einen Mann an der Spitze, der sich dem Motto »America First« verschrieben hat. Wie wird das werden? Mir schwant nichts Gutes …

# KAPITEL 3

## Von wegen es geht aufwärts. Die ersten Wochen nach der Operation

Es ist Winter in Hamburg. Dunkler Himmel, viel Regen. Die Bäume entlang des Alsterlaufes sind immer noch kahl. Die Wege matschig. Auch Wochen nach dem Eingriff kann ich zu meinem großen Kummer nicht weit gehen. Nur mit Stöcken, vorsichtig, ganz langsam. Der Schwindel macht mich total unsicher. Zu Hause halte ich mich links und rechts an den Wänden fest. Schlafe viel und bin immer noch alles andere als fit. Mein lieber Mann umsorgt mich, und am ersten Samstag nach der Heimkehr besucht mich unser Hausarzt. Ich bin gerührt. Inzwischen war in der *BILD am Sonntag* ein zweiseitiger Bericht erschienen, und unser Hausarzt bemerkte lachend: »Das ist das erste Mal, dass ich die MRT-Aufnahmen von einer Patientin in der Zeitung sehe!« Die Freunde schreiben, eine Woge der Sympathie und des Mitgefühls erreicht mich. Meine Enkeltochter sitzt weinend am Frühstückstisch. Sie weint Tränen der Erleichterung, weil ich wieder zu Hause bin und alles gut gegangen scheint. Fest eingehängt in ihren Arm machen wir die ersten Ausflüge. Aber alles dauert mir viel zu lange. Vormittags kann ich jetzt schon an meinem Schreibtisch sitzen. Nicht allzu lange, aber immerhin.

Es lebe das Internet. Bei REWE gibt es eine Seite, auf der man Lebensmittel bestellen kann. Selber einkaufen geht nicht, und meinen Mann will ich nicht über Gebühr belasten. Also bestelle ich hier alles, was meiner Meinung im Haushalt nötig ist: Brot, Tomaten, Margarine, ein wenig Schinken, Käse, Gemüse, Salat … Es wird schon werden. Aber als ich mittags einmal versuchte, ein Essen zuzubereiten, warf mich der Schwindel fast um. Dazu streikte mein Kreislauf, mir war heiß und kalt zugleich, der Schweiß rann in Strömen – und ich musste zu meinem großen Ärger aufgeben. Mein Mann hat sich seine geliebten Tomaten dann selbst geschnippelt, mit Weißbrot, Essig und Öl. Ich lag im Bett und habe mir überlegt, wie lange so eine Rekonvaleszenz nach einer Tumoroperation wohl dauern wird. Wirklich so lange?

Am späten Nachmittag bin ich dann noch mal ein wenig am Schreibtisch. Da sitze ich, das ist besser. Ich gehe wieder auf die Website der Hirntumorhilfe. Mit meinem Passwort bin ich sofort im Chatroom. Unglaublich, welche Themen da behandelt werden und welche Hilfe ein Tumorpatient dort findet. Unter meinem Pseudonym »Florpold« schreibe ich auch gleich meine erste Nachricht. Die Überschrift lautet »Meningeom-OP«.

*Florpold: Bin neu im Forum, hatte am 17. Februar Meningeom-OP, alles gut verlaufen. Nur: Ich kann vor Schwindel nicht gerade gehen, bin extrem schwach und torkle so durch die Wohnung. Wie lange dauert das nach einer OP? Hat da jemand Erfahrungen? Die Ärzte sagen, ich solle mir Zeit geben … Aber ich wüsste schon auch gerne, ob ein halbes Jahr, ein Jahr oder wie lange? Danke für Tipps … gehe in dieser Woche in Reha. Wer hat Erfahrungen mit guter Therapie dort?*

*C: hallo, ich denke, wie es einem geht, kommt immer auf den allgemeinzustand und faktoren, wie alter usw. an. ich selbst wurde*

*2012 wegen einem keilbeinmenigeom 7 stunden operiert. nach noch nicht mal einer woche wurde ich wegen bettenmangel schon rausgekegelt. ich konnte mich zu dem zeitpunkt aber nicht länger als ein paar minuten auf den beinen halten. bei mir hat es ungefähr 3 wochen gedauert, bis ich wieder einigermaßen fit war, um zumindest meinen haushalt wieder allein zu erledigen, ich bin der überzeugung, dass das schlimmste für den körper die narkose und die schmerzmittel sind. ich hatte sehr lange mit akuter magenschleimhautentzündung zu kämpfen. zum zeitpunkt der op war ich 45 jahre alt und eigentlich in einem guten zustand. ich denke, je älter, umso länger. ist aber auch nicht unbedingt gesagt. konnte bei dir alles entfernt werden?*

*ich wünsche dir auf jeden fall alles gute! C.*

*A.: Es ist wichtig, bestimmte einschränkungen zu akzeptieren. Ich musste mich daran gewöhnen, doppelbilder zu haben, auch die fatigue plagt mich, wie schon geschrieben, schon lange. Aber es geht einem besser, wenn man erst mal das annimmt, was ist. Man kann es ja eh nicht ändern. Dann über die kleinen dinge im leben freuen und irgendwann werden die kleinen dinge immer größer, über die man sich freuen kann.*

*also weiter alles gute! A.*

Ich bin gerührt, wie viele Menschen im Forum Anteil nehmen, und klicke mich dann auch mal durch die allgemeine Meningeomliste. Die Zahlen am Ende der Zeilen geben die Zahl der Anfragen und Antworten wieder. Insgesamt gibt es 150 verschiedene Gehirntumorarten. Das Glioblastom ist das häufigste unter den bösartigen Tumoren des Hirns und sicherlich das schlimmste. Erst dann folgt das Meningeom. Mit meistens guter Prognose. Hier ein Ausschnitt aus der Diskussionsliste im Chatroom:

*Atypische Meningeom Grad 2*
*Meningeom in 14 Monaten Größe fast verdoppelt?*
*Meningeom/Migräne/Hormone*
*Gleichstellungsantrag*
*Sichtbares Pulsieren im OP-Bereich Schädeldachplastik Stirn oder …*
*Felsenbeinmenigenom*
*Opticusscheiden-Meningeom*
*Mein Meningeom – Nähe Sehnerv/Bestrahlung*
*Kann das vom Meningeom kommen?*
*Zusammenhang Amalgam und Hirntumor?*
*Tinnitus, Delle an der rechten Seite, Rückbildung der Nerven in der …*
*Atypisches Marker-Meningeom*
*Welche Auswirkungen hat die 2. Operation?*
*Wie groß ist Eure OP-Narbe und wo war Euer Untermieter?*
*großer Lufteinschluss nach OP*
*Antrag Schwerbehinderung bei Meningeom?*
*Zugang – temporal links, laterale Orbitalwand infiltriert*
*Ängste vor OP*
*Wann ist es ratsam, wieder Sport zu machen?*
*Meningeom und Facialisspasmus*
*kann mir bitte jemand übersetzen?*
*Beschwerden nach Bestrahlung*
*Mitfahrgelegenheit zum Hirntumor-Informationstag*
*Probleme nach OP*

So viele Chats zu »meinem« Thema! »Wann ist es ratsam, wieder Sport zu machen?«, das interessiert mich auch sehr. Vor der Operation habe ich, wie bereits seit rund zwanzig Jahren, morgens Yoga gemacht. Jetzt, danach, getraue ich mich noch nicht. Ein paar Dehnübungen, ja – aber nichts mit dem Kopf. Dazu kommt noch, dass sich meine bisherige Yogalehrerin weigert, mit mir weiter zu arbeiten. Sie benötige dafür von meinem Operateur eine ärztliche Erlaubnis. Ich kann es gar nicht glauben. Wunderbarerweise steht mir aber die Craniosacral-Therapeutin zur Seite. Sie bittet mich, eine Massagebank im Internet zu bestellen – dann könnte sie mich bei mir zu Hause behandeln. Denn bis zu ihr in die Praxis im Gartenhaus schaffe ich es noch nicht. Weder mit Stöcken noch mit dem Bus … Und ich brauche dringend ihre Unterstützung. Alles ist verspannt in meinem Nacken, in meinen Schultern. Das fällt Margitta Thormann auch gleich bei der ersten Behandlung auf.

Während der Behandlung schlafe ich unter ihren sanften Händen schnell ein. Wie auch sonst so oft am Tag. Im Chatroom finde ich auch darauf Antworten. Das »Fatigue-Syndrom« sei typisch nach Tumoroperationen. Manche kämpfen monatelang, andere bis zu zwei Jahre nach einem Eingriff damit. Da fällt mir dann oft der Satz meiner Mutter über meinen am Morgen lange schlafenden Vater ein: »Der Papi verschläft sein Leben …«

Dass bei ihm der niedrige Blutdruck daran schuld gewesen sein könnte, wird mir erst viel später klar. Jetzt jedenfalls bin ich ganz unglücklich, wenn mir am Laptop beim Lesen der Zeitungen, beim Lesen der aktuellen Meldungen die Augen zufallen. Ich will mein Leben nicht verschlafen! Mein Mann beruhigt mich dann auch da: »Schlaf, wenn Du müde bist. Dein Körper braucht das eben …« Ich will aber nicht. Ich will wach werden, wieder aktiv sein, sowohl körperlich als auch im Kopf. Sicher, wir verbringen schon normal rund ein Drittel unseres Lebens mit Schlafen. Aber zurzeit habe ich eher das Gefühl, den halben Tag zu »verschlafen«. Mein Gehirn muss sich erholen, lese ich im Hirntumorchat. Es sei seine Art und Weise, mit dem Wachsein umzugehen. Indem es schläft. Verstehe das, wer will. Aber wenn die Augen zufallen, schaltet eben das Bewusstsein ab – und erholt sich vom Tag. Auch recht, aber bitte nicht so lange …

Wieder wach, lese ich konzentriert jetzt auch endlich die dokumentierte Patientenaufklärung, die mir die Ärztin am Nachmittag vor meiner OP überreicht hat. Das ist sicherlich keine Meisterleistung einer sonst ausreichend engagierten Journalistin, die sich gerne und gut auf fremde Themen einlassen kann. Aber diesmal, in meinem ganz persönlichen Fall, gestehe ich: Damals, so wenige Stunden vor der Operation, war ich einfach unfähig, völlig blockiert, um das alles zu begreifen. Und wollte es nur hinter mich bringen. Ganz schnell. Jetzt also lese ich zum ersten Mal aufmerksam die Patientenaufklärung:

*1. Was bedeutet ein Krankheitsherd im Kleinhirnbrückenwinkel?*
*Das Kleinhirn und der Hirnstamm mit der Verbindung zwischen Gehirn und Rückenmark (»Brücke«) befinden sich in der hinteren Schädelgrube. Diese Gehirnabschnitte können aufgrund der knöchernen Begrenzung durch den Schädelknochen, z. B. einem Tumor, nur wenig ausweichen. Größere Tumoren können zusätzlich das Kanalsystem für die Ableitung des Hirnwassers (Vendrikelsystem) blockieren und so einen Hirnwasserstau (Hydrozephalus) verursachen.*

*Durch Verdrängung des Hirnstamms und durch Verschluss des Hirnwassersystems entstehen Symptome wie Kopfschmerz, Übelkeit, Müdigkeit, Unsicherheit beim Gehen, Störungen der Koordination und manchmal Lähmungen der Muskulatur von Armen und Beinen. Meist werden Krankheitsherde in der hinteren Schädelgrube, insbesondere im Bereich des Übergangs von Kleinhirn zur Brücke (Kleinhirnbrückenwinkel), jedoch viel früher bemerkt.*

*Das liegt an einer Besonderheit dieser Region: hier befinden sich auf engstem Raum die zentralen Anteile von 10 der insgesamt 12 Hirnnerven (Augenmuskelnerv, Trigeminus, Gesichtsnerv, Gleichgewichtsnerv, Hörnerv, Schlucknerven, Akzessorius). Ohne Behandlung kann es zu dauerhaften Funktionsverlusten der Hirnnerven kommen. Bei sehr starker Ausdehnung des Krankheitsprozesses ist eine lebensbedrohliche Schädigung der Herz-Kreislaufzentren im Hirnstamm möglich.*

*2. Welche Behandlungsmöglichkeiten gibt es?*
*Langsam wachsende Tumoren können ohne unmittelbaren Zeitdruck durch Kontrolluntersuchungen beobachtet werden. Manchmal werden wachstumshemmende und abschwellende Medikamente eingesetzt. Gefäßreiche Prozesse sind geeignet für eine Verödungsbehandlung mittels Katheter. Die Strahlentherapie kann bei manchen Tumoren sehr erfolgreich eingesetzt werden.*

*Das Ziel der Operation ist die Beseitigung der Ursache der vorhandenen Beschwerden bzw. die Verhinderung oder Verzögerung des Auftretens neuer Krankheitssymptome. Oft kann man verschiedene Behandlungsverfahren kombinieren. In Ihrem Fall rät der Arzt zu einer Operation mit Zugang über die seitliche Hinterhauptsregion.*

*3. Wie wird die Operation durchgeführt?*
*Der Eingriff wird in Vollnarkose durchgeführt. Vor dem Hautschnitt wird meistens eine Teilrasur hinter dem Ohr vorgenommen. Für die Operation erfolgt eine spezielle Lagerung, wobei der Kopf in einer Halterung fixiert wird, um ein präzises Operieren zu ermöglichen. Die unter der Haut liegende Muskulatur wird teilweise durchtrennt und aufgespreizt. Mit einem Spezialbohrer wird der Knochen vorsichtig entfernt. Nach Eröffnen der Hirnhäute entleert sich Hirnwasser. Der dadurch gewonnene Raum wird genutzt, um das Kleinhirn mit einem Spatel schonend zu-*

*rückzuhalten. Durch das Mikroskop kann der Operateur jetzt den Krankheitsprozess sehen und mit speziellen Mikroinstrumenten, Ultraschall, elektrischer Verödung, Laser oder Saugkanülen entfernen.*

*Wird ein Hirnnerv, z. B. der sensible Gesichtsnerv, oder der motorische Gesichtsnerv von einem Gefäß bedrängt, wird das störende Gefäß vom Nerven gelöst und in die entstandene Lücke Teflonwolle oder ein Muskelstück eingelegt, um einen erneuten Kontakt zu verhindern. Nach sorgfältiger Blutstillung wird die harte Hirnhaut wasserdicht vernäht, eventuell mit Spezialklebern verklebt und die Schädelöffnung mit dem eigenen Knochen oder mit Kunststoff wieder verschlossen. Zur Fixierung werden manchmal Titan oder Kunststoffplättchen eingesetzt.*

Jetzt schäme ich mich doch, dass ich nicht fähig war, das vorher alles zu lesen. Es ist ja sachlich und auch für Laien verständlich beschrieben. Die Risiken und möglichen Komplikationen nehmen auf dem Patientenblatt eineinhalb Seiten ein. Dass so ein Eingriff auch lebensbedrohlich sein kann, das war mir von Anfang an klar. Darum auch die Aktionen vor der Operation: Patientenverfügung, Vorsorgevollmacht, Testament überarbeiten, notarielle Vollmacht für meinen Mann. Wund- und Kopfschmerzen, lese ich weiter, seien danach normal, aber gut in den Griff zu bekommen.

Zu lesen ist unter der Risikoliste auch noch: Bewusstseinsstörungen (hatte ich nicht, Gott sei Dank). Gegen eine mögliche Hirnschwellung bekam ich Kortison, Nachblutungen oder eine Lähmung blieben mir auch erspart. Jetzt bin ich froh, dass ich das nicht alles vorher gewusst habe: Stimmbandlähmungen, Schluckstörungen, Hörverlust, Lähmungen der Gesichtsmuskulatur, Störungen der Geschmacksnerven, Doppelbilder, Taubheitsgefühl im Gesicht – die Liste potenzieller Gefahren liest sich endlos lang und ist erschreckend. Mich haben am meisten danach der Schwindel, die Gleichgewichtsstörungen, Übelkeit und Erbrechen geplagt. Außerdem heftige Schmerzen im Schulter- und Halsmuskelbereich. Logisch, wenn man wie ich über fünf Stunden eingezwängt in ein eisernes Gestell auf der rechten Seite liegt, damit der Operateur guten Zugang in den Kopf hat. Aber das alles ist jetzt – fast – vorbei. Jetzt muss ich »nur noch« wieder auf die Beine kommen. Meine Güte, geht das langsam voran …

So ganz locker war es mir bei meinem ersten Eintrag im Hirntumorchat von der Hand gegangen: »Ich gehe jetzt erst mal in Reha.« Nicht ahnend, welche Hürden sich davor noch auftun würden. Eine Rehabilitation nach so einem Eingriff schien mir logisch und eine selbstverständliche Krankenkassenleistung. Dem war aber nicht so. Denn nachdem ich auch nach vier Wochen zu Hause, einem Wochenende mit meinem Mann in Travemünde und täglichen tapferen Gehversuchen immer noch schwindelig durch den Tag torkelte und mich nicht ohne Stöcke aus dem Haus traute, wandte ich mich an den Neurologen, der mich schon vor der OP so gut beraten hatte. Und dabei kam heraus: ich hätte Anspruch auf eine sogenannte »Anschlussheilbehandlung« gehabt. Also eine Rehamaßnahme direkt im Anschluss an die OP und den Krankenhausaufenthalt. Ich kann es bis heute kaum fassen, dass mir das nicht gesagt wurde, geschweige denn, dass der entsprechende Antrag im Krankenhaus gestellt wurde. In der neurochirurgischen Abteilung des UKE gibt es dafür sogar einen eigenen Verantwortlichen. Der verwies mich dann aber, nachdem ich ihn endlich nach mehreren Versuchen am Telefon hatte, genervt an die Sozialabteilung des UKE. Er könne nichts mehr tun. In der Sozialabteilung erhielt ich dann die Information, das sei bei mir wohl vergessen worden. Im Klartext: eine Rehamaßnahme wird jetzt von keiner Versicherung mehr übernommen. Denn der Antrag hätte noch in der Klinik, quasi am Krankenbett gestellt werden müssen. Jetzt war ich doch ziemlich verzweifelt. Mein behandelnder Neurologe Dr. Theis konnte auch nur noch den Kopf schütteln – und schickte dann umgehend an meine beiden Krankenversicherungen (die Private und meine Beihilfestelle) einen Brandbrief: »… die Patientin wurde in die häusliche Umgebung entlassen, klagt jedoch heute noch über einen unsystemischen Schwindel mit erheblicher Gangdystaxie und Fallneigung. Im klinisch-neurologischen Untersuchungsbefund ist der Unterberger-Tretversuch diffus unsicher. Das Gangbild ist breitbastig dystaktisch. Der Strichgang ist nicht durchführbar. Aus fachneurologischer Sicht ist eine sofortige Entlassung in die häusliche Umgebung nach dieser Operation nicht möglich. Vonseiten der Neurochirurgischen Klinik des UKE wurde eingeräumt, dass ein Antrag auf postoperative Rehabilitationsbehandlung zu stellen versäumt wurde. Dies hole ich als behandelnder Neurologe nun nach und bitte um eine schnelle Genehmigung einer Aufnahme in ein Rehazentrum.«

Die beiden Briefe waren erfolgreich: die Versicherungen genehmigten meine Rehabilitationsmaßnahme. Ich atmete auf. Jetzt geht es schneller wieder aufwärts, da war ich mir sicher. In den Händen von therapeutischen Spezialisten komme ich sicher bald wieder in die Gänge. Erste Frage aber: Kann ich, darf ich nach einer solchen OP fliegen? Schließlich fand ich in einer Sonderausgabe von *Brainstorm* aus dem Jahr 2016, der Zeitschrift der Deutschen Hirntumorhilfe, diesen Text: »Patienten mit intrakraniellen Tumoren wird oft geraten, Flugreisen aufgrund möglicher Verschlechterungen der neurologischen Symptome zu vermeiden. Eine Studie bewertete jetzt die Sicherheit von Flügen für Hirntumorpatienten, davon 20 Prozent mit Meningeomen. Ergebnis: es wurden keine permanenten neurologischen Defizite aufgrund des Fluges festgestellt.«

Also: Flug nach München möglich, mein älterer Sohn organisierte den Transport an den Tegernsee in den Jägerwinkel. Ich brauche allerdings sowohl für den Weg zum Flugzeug und als auch nach der Ankunft am Flughafen in München einen Rollstuhl. Der war ganz einfach zugleich mit der Flugbuchung zu bestellen. Freundliche Helfer rollen mich dann zur Maschine und holen mich nach der Landung dort wieder ab. In München nimmt mich mein großer Sohn liebevoll in die Arme. Wir sind beide überglücklich, dass es doch so gut gegangen ist. Die Fahrt an den Tegernsee ist wie »heimkommen«, schließlich bin ich dort aufgewachsen. Wir gönnen uns eine Kaffeepause mit warmem Apfelstrudel im Wirtshaus von Kaltenbrunn. Die Sonne scheint, es riecht nach Frühling. Erschöpft, aber sehr zuversichtlich ziehe ich ins Sanatorium Jägerwinkel ein. Ein freundlicher Empfang, ein schönes Haus, das Zimmer mit Blick auf den Wallberg und den Tegernsee. Herz, was willst Du mehr? Aber: »Reduziertes Allgemein- und Kräftebefinden«, steht im Aufnahmeprotokoll. Wohl wahr. Ziemlich reduziert. Immer noch bin ich mit Stöcken unterwegs. Was mir die engagierten und klugen Therapeuten dort dann als Erstes raten: »Lassen Sie die Stöcke weg, wenigstens im Haus.« Und – es geht. Ich gehe vorsichtig, stütze mich immer noch an den Wänden ab. Aber: Ich gehe ohne Stöcke. Nicht draußen, bei den jetzt wieder winterlichen Schneespaziergängen. Der Frühlingshauch zeigte sich nur kurz. Aber ich schaffe jetzt schon bis zu zwei Stunden auf den Beinen. Die rund 20 Therapeuten tun das Ihre dazu: Gleichgewichtstraining auf dem Wackelbrett, Physiotherapie, Craniosacral-Therapie. Stück für Stück, Schritt für Schritt wieder zurück zu einem besseren Allgemeinbefinden und vor allem zu einem schwindelfreien Gang. Das ist das Ziel. Davon aber bin ich noch meilenweit entfernt. Doch das mag ich nicht wirklich wahrhaben. Es wird wohl alles noch viel länger dauern, als ich befürchtet hatte.

Morgens um 7.30 Uhr steht die erste Anwendung auf dem Programm, das geht oft bis nachmittags flott hintereinander so weiter. Sogar am Samstag wird vormittags dort therapiert. Meine drei Wochen Reha vergehen wie im Flug. Auch weil mich die Kinder besuchen, Freunde vorbeischauen und über Ostern mein lieber Mann kommt. Wir fahren bei ziemlicher Kälte mit dem Schifferl über den See, gehen in die Kirche meiner Kinderzeit in Egern und hören eine berührende Bach-Passion zu Ostern. Mir laufen die Tränen herunter. Ob dieser schönen Musik, weil ich »daheim« bin in meiner alten Kirche und weil ich an die Zukunft glaube.

Auch während der Zeit im Jägerwinkel melde ich mich im Hirntumorforum an. So langsam kennen mich einige der anderen Betroffenen schon, und es tut mir gut, mich mit ihnen auszutauschen, denn sie sind ja in einer ähnlichen Situation wie ich:

*Florpold: Ich melde mich erst jetzt, weil ich seit nun 10 Tagen in der Reha bin. So geht es mir körperlich gut, allerdings können die auch nichts gegen den Schwindel machen, außer homöopathische Tropfen oder Tabletten … ich gehe aber jetzt schon bis zu zwei Stunden mit Teleskopstöcken spazieren, habe nur noch ganz selten Migräneattacken, die sich mit einem Triptane stoppen lassen. Es sind jetzt acht Wochen seit der OP – vielleicht muss ich einfach noch länger abwarten. Frage auch: wann kann man wieder Auto fahren? Wie sind da eure Erfahrungen? Danke für Nachrichten herzlichst, Florpold*

*M.: Hallo, bei mir hieß es auf Reha 3 Monate, Augenarztattest und evtl. neurologische Bescheinigung oder Fahrstunden. Frag mal nach, was die dir auf Reha empfehlen. Denk, mit Schwindel musst du evtl. zum Neurologen. Habe nämlich auch gerade das Problem wegen der Strahlentherapie und Autofahren. Ein Chaos.*

*Jeder weiß was anderes. Bin zwischenzeitlich nach OP und vor Bestrahlung kurze Strecken nach 4 Monaten gefahren. Liebe Grüße, M.*

*A.: Hallo, ich wünsche dir eine erfolgreiche Reha. Das mit dem Autofahren wird wohl noch eine ganze Weile warten müssen. Nach einer Kopf-OP mind. ein Vierteljahr, und sollte es Hinweise auf Epilepsie, welche durch den Eingriff bzw. dessen Narbenbildung hervorgerufen werden können, dann dauert es u. U. noch länger. Hier im Forum gibt es schon einige Themen dazu, einfach mal die Suchfunktion im Forum dazu bemühen. ;-) Ich hätte damals 1 Jahr lang nicht fahren dürfen, bin aber aufgrund eines Missverständnisses schon nach einem halben Jahr wieder selbst gefahren. Sonst hätte ich damals auch nicht wieder arbeiten gehen können.*

*So im Rückblick betrachtet war es tatsächlich viel zu früh, denn ich konnte mich noch nicht ausreichend wieder konzentrieren. Da ich aber altgewohnte Strecken und äußerst vorsichtig gefahren bin (hab sehr große Abstände gelassen und versucht sehr vorausschauend zu fahren, musste das Radio auslassen und keinerlei Gespräche im Auto mit anderen führen!), ging das Gott sei Dank gut. Schwindel hatte ich im Grunde nur bei Überbelastung, also Stress und zu schnellen Bewegungen. Das hielt sehr lange an, war aber fürs Autofahren selber kein Problem. Ich kann nur jedem raten, sich Zeit mit allem zu lassen, denn vieles merkt man tatsächlich erst im Nachhinein. Auch ich habe mich damals sehr oft selbst überschätzt, aber dazu neigt man wohl, wenn man durch die OP ein Schädel-Hirn-Trauma bekommt. Ich wünsche, dass es bei dir sehr viel schneller funktioniert. A.*

*Florpold: Vielen Dank, liebe A., das klingt alles sehr nachvollziehbar und vernünftig. Will mich auch daran halten, wobei mir das Autofahren schon fehlen wird … ansonsten: Body immer besser, immer fitter, Kopf »schwindelt« sich weiterhin durch den Tag. Aber ich gehe bis zu zwei Stunden mit Teleskopstöcken spazieren und freue mich über Frühling und derartige Erscheinungen … herzlichst inzwischen, Florpold*

*Florpold: Hallo, ihr Lieben im Forum, bei mir sind es jetzt drei Monate nach der OP, habe Kontroll-MRT machen lassen. Der Radiologe sprach von einer Schwellung, die wohl auf das Gleichgewichtsorgan drückt, der Operateur selbst sieht keine Schwellung, vermutet und sagt »es könnte sein«, dass nach der OP ein wenig Blut im Gehirn geblieben ist, auf die andere Seite im Kopf gerutscht sei, sich dort verklumpt habe und der Grund für den Schwindel sei. Der Blutpropfen müsse sich jetzt auflösen, das dauere … Tatsache ist: körperlich geht es mir recht gut, trotz immer wieder auftretender Müdigkeit, aber der Schwindel ist schon sehr hinderlich. Kein Autofahren, kein Radfahren, nur mit Stöcken unterwegs … der Radiologe meinte, ich bräuchte für alles ein halbes Jahr. Diese Aussage, wenn sie denn stimmt, ist allemal besser als nur die »könnte, wäre« … etc. Freue mich über Kommentare … Florpold*

*S.: Liebe Florpold, ich bin zurzeit nur sehr selten hier. Es freut mich, dass es dir besser geht und du trotz des Schwindels dein Leben gut genießen kannst. Für mich sind immer die Aussagen meiner Neurochirurgen am wichtigsten, denn diese wissen, wo etwas in meinem Kopf wie gemacht wurde. Von daher haben sie mein vollstes Vertrauen. Allerdings habe ich bei meinen MRT-Kontrollen immer eine kleine sofortige Vorabauswertung, und bis jetzt lagen diese auch immer richtig bei mir. Mit dem halben Jahr dürfte in etwa hinkommen, denn so lange brauchte ich auch ungefähr, dass es mir deutlich besser ging, allerdings hatte ich noch viel länger Probleme mit meiner Konzentration. Diese sind zwar sehr viel weniger inzwischen, aber dennoch vorhanden. Ich habe nur gelernt, damit besser umzugehen. Meine OP (vorn rechts frontal) erfolgte Anfang 2011, und ich freue mich über jedes stabile Ergebnis. Schwindel und Kopfschmerzen treten bei mir immer mal auf. Oft liegt es bei mir wohl eher an meiner dauerhaften Müdigkeit oder Überlastung. Meine Vermutung, denn ich habe auch dadurch akute Zahn- und Zahnfleischprobleme. Dadurch Stammgast in meiner Zahnklinik. Ich wünsche weiterhin gute Besserung und viel Freude am neuen Leben!!! S.*

In wesentlich besserem Zustand fliege ich nach den drei Wochen im Jägerwinkel zurück nach Hause. Vereinbare voller Schwung weitere Termine zur Craniosacral-Therapie bei Margitta Thormann, suche nach einem Physiotherapeuten oder einer Physiotherapeutin, der oder die ähnlich einfühlsam und zupackend zugleich wie im Jägerwinkel die Verspannungen aus meinem Genick, der Halswirbelsäule, und meinen Schultern löst. Denn diese stundenlange Operation in Schräglage, die aufgeschnittene Hirnhaut, die beeinträchtigten Nerven im Kopfbereich und die Muskeln dort machen mir zusätzlich zum Schwindel immer noch zu schaffen. Alles hängt da doch mit allem zusammen. Und plagt mich gewaltig. Das normale Leben? Noch weit entfernt. Autofahren? Geht immer noch nicht. Ist außerdem nach einer Tumoroperation im Kopf mindestens drei Monate von den Ärzten verboten.

Erst jetzt begreife ich allmählich, was das bedeutet, was ich noch im UKE von anderen Patienten bei meinen kurzen Wackelausflügen in die Teeküche erzählt bekam: drei Monate Autofahrverbot, vier Wochen keine Haare waschen und schon gar nicht mit heißem Wasser. Immer den Kopf bedecken, vor allem bei Sonne. Keine Hitze, keine Kälte. Und nicht wundern, wenn die Krankheit auch nach einer OP nicht überstanden ist: Meningeome können nachwachsen. Eine Patientin, übrigens zu meinem großen Erstaunen schwindelfrei, erzählte mir, während sie ihren Kräutertee schlürfte, von ihrer zweiten Tumor-OP. Sie habe aber nach der ersten schon nach drei Monaten wieder Golf gespielt. Jetzt geht sie nach fünf Tagen nach Hause. Und will auch wieder in drei Monaten auf dem Golfplatz stehen. So ein Glück. Mich packt ein wenig der Neid.

Im Mai ist in Hamburg immer der berühmte Übersee-Tag. Großkampftag für den Übersee-Club und sein Präsidium. Dem ich auch angehöre. Aber diesmal schaffe ich es noch nicht, dabei zu sein. Ich traue mich noch nicht ohne Stöcke »hinaus«. Und am 13. Mai steht in meinem Kalender zwischen allen weiß überklebten und damit abgesagten Terminen des Jahres 2017: starker Schwindel. Außerdem muss ich am 15. Mai zum ersten MRT-Kontrolltermin nach der Operation. Wie sieht der Kopf jetzt innen drin aus? Alles wieder normal? Raumgreifend, dieses Lieblingswort der Ärzte, geht mir immer durch den Kopf. Raumgreifend ist ihr »Terminus technicus«, wenn sie von Tumoren sprechen, die entfernt werden müssen. Jetzt bete ich zum lieben Gott, dass mein »raumgreifender« Untermieter ein für alle Mal verschwunden ist. Dank der Operationstechnik von Prof. Westphal. Es kommt aber alles ganz anders …

Keineswegs so locker und unbeschwert wie im Februar dieses Jahres vor dem Befund gehe ich die wenigen Treppen hinauf zur Radiologie. Erinnere mich noch gut, wie ich nach dem niederschmetternden Ergebnis mit meinem Mann diese Stufen heruntergegangen bin. Jetzt ist der Tumor draußen, und die erste Kontrolle wird zeigen, was in meinem Kopf seither geschehen ist. 25 Minuten liege ich in der ziemlich engen Röhre. Erfreulicherweise geben sie mir nicht nur Kopfhörer gegen das hämmernde Geräusch, sondern fragen auch, welche Musik ich gerne hören möchte. Denn die Zeit in der Röhre des MRT kommt mir immer sehr lange vor. So bitte ich zudem darum, mir nach den einzelnen Kontrollabschnitten immer die Zeit anzusagen: »Noch 15 Minuten, noch zehn Minuten. Gleich haben Sie's geschafft.« Das erleichtert und beruhigt mich. Es geht voran. Dazu klassische Musik und die Gedanken kreisen nicht mehr nur um den Tumor …

Die Magnetresonanztomografie zeigt auf nichtinvasive Weise, also ohne einen tätlichen Eingriff in den Kopf, die dreidimensionale Struktur des Gehirns. Mit dem funktionellen MRT-Verfahren kann man sogar die Veränderungen der neuronalen Aktivität innerhalb von wenigen Millimetern und ein paar Sekunden lokalisieren. So wissen jetzt Neurowissenschaftler noch mehr über die regionalen Hirnfunktionen sowie die Zusammenarbeit einzelner Bereiche und mentaler Prozesse. Darum aber geht es heute nicht bei mir. Einfach nur nachschauen: Ist da noch was übrig geblieben am Kleinhirnbrückenwinkel? Ist es gar gewachsen? Oder ist alles weg, vorbei, hinter mir?

30 Minuten später bittet mich der Radiologe wieder an seinen Tisch mit den Bildschirmen, um mir die Bilder zu erklären. Das kommt mir nun schon bekannt vor. Diesmal ist es ein jüngerer Kollege aus dem Ärzteteam. Nicht der Chef wie beim ersten Mal. Er gibt mir professionell freundlich die Hand, bittet mich, neben ihm Platz zu nehmen. Ich gestehe, ich bin angespannt. Links auf dem Bildschirm ist mein Kopf mit dem »raumgreifenden« Tumor vor der OP abgebildet, rechts sind die neuen Bilder. Er fragt mich, wie es mir jetzt geht, und ich erzähle von dem permanenten Schwindel. Im Gehen, im Sitzen, erfreulicherweise nicht im Liegen. Er murmelt etwas von einem »beunruhigenden Wachstum«, ich kann es gar nicht glauben. Denke, ich höre schlecht. Bin aber im Augenblick erst mal geplättet. Nicht fähig zu einer Frage. Die Journalistin ist sprachlos. Fassungslos. Schriftlich wird er es dann vorsichtiger formulieren: »… es zeigen sich im Operationsgebiet keine sicheren Meningeomresiduen. Allerdings zeigt sich eine leichte

postoperative Verbreiterung der angrenzenden Dura, welche sich bis in den Eingang des linken *Meatus acusticus internus* erstreckt. Hier könnte somit eine Irritation des acustico-facialen Nervenbündels vorliegen.« Übersetzt bedeutet das, dass sich die Hirnhaut leicht verbreitert hat und sich bis zum Eingang des linken Gehörgangs erstreckt.

Der Tumor wächst wieder? Konnte doch nicht alles entfernt werden? Muss ich noch mal operiert werden? Das Ganze noch einmal? Sicher, es reicht ja schon, wenn nur eine einzige Zelle von dem Tumor zurückbleibt. Und alle zu erwischen ist vielleicht wirklich nicht einfach. Aber ich dachte schon, dass nach dem zufriedenen Operateursbericht »alles ging gut«, auch alles raus ist, was da im Kleinhirnbrückenwinkel nicht hingehört. Mir fällt der Satz des Operateurs nicht gleich ein, in dem er von einem »minimalen Rest« sprach. Jetzt frage ich doch endlich nach: »Sie sehen da ein Wachstum? Sie finden das beunruhigend?« Der junge Radiologe rutscht auf seinem Stuhl ein wenig nach vorne, sieht noch mal genauer hin und bestätigt: »Ja, da sehe ich etwas. Aber das müssen jetzt vor allem auch der Neurologe und der Operateur begutachten.« Spricht's, steht auf, reicht mir schnell die Hand und verschwindet. Ich bin vollkommen fertig. Versuche gleich noch auf den wenigen Stufen nach draußen meinen Neurologen zu erreichen. Doch der ist auf einem Kongress in Paris. Ich schicke ihm eine Mail – aber schon sein Büro hat mir angekündigt, dass er auf Kongressen keine E-Mails liest. Sie bieten an: frühester Termin bei ihm in drei Tagen. Die Befunde des Kontroll-MRTs gehen aber nicht nur an ihn, sondern auch an Prof. Westphal. Dort habe ich Ende Mai einen Termin. Bis dahin? Wieder: Füße stillhalten? Geht aber nicht mehr so gut. Ich bin jetzt allmählich ziemlich genervt, angeschlagen, irritiert.

Wenigstens kommt Ablenkung: Vom kanadischen Verlag erreichen mich per E-Mail die Kontrollfahnen des ins Englische übersetzten Buches. Die wollen noch einmal gelesen werden. 200 Seiten. Da muss ich dann nicht an das Meningeom denken, sondern konzentriere mich auf das neue Buch. Im September würde ich so gerne zur Buchpräsentation nach Vancouver fliegen. Noch vier Monate – das müsste doch zu schaffen sein? Jetzt muss ich erst mal abwarten, was sowohl der Neurologe als auch der Operateur zu diesem »beunruhigenden Wachstum« sagen. Ich kann jetzt sowieso nichts machen. Aber ich bin ziemlich aufgewühlt. Lese gleich zu Hause im Internet über die Rezidivquote bei Meningeomen im Hirntumorchatroom. Und die ist – hoch. Es hätte mir aber vor der Operation auch nicht geholfen, wenn ich das alles schon gewusst hätte. Verflixt und zugenäht. Im Geiste und ganz leise murmle ich alle möglichen bayerischen Kraftausdrücke. Aber keiner hört mich … ist vielleicht auch ganz gut so. Hilft eh nichts.

Mein Mann tröstet mich: »Wirst sehen, das ist nicht so schlimm. Warte jetzt erst mal ab, was der Neurologe sagt und der Operateur.« Der antwortet schon nach zwei Tagen per Mail: »Bin gerade von einer Reise zurück, sehe mir die Bilder in Ruhe in den nächsten zwei Tagen an.« Weiter abwarten also, nicht so viel dran denken, spazieren gehen, ohne Stöcke jetzt. Täglich bewegen, täglich wieder Yoga am Morgen, noch nicht das Sonnengebet, das getraue ich mich immer noch nicht mit meinem Kopf. Aber meditieren tut gut. Seit über 20 Jahren mache ich ja schon Yoga, der Schneidersitz ist kein Problem für mich. Also sitze ich. Mindestens zehn Minuten lang. Gucke geradeaus. Und lasse mich fallen. Meditieren hat, so sagen es alle Fachleute, starke Auswirkungen auf das Denken, die Emotionen und auf mein Gehirn. Menschen, die seit längerer Zeit meditieren, haben zum Beispiel im MRT sichtbar eine geschrumpfte Amygdala, die Hirnregion, die mit Angst und Sorgen verbunden ist. Außerdem einen vergrößerten Kortex, also die gefalteten äußeren Schichten des Gehirns, die zwei Drittel des gesamten Hirnvolumens ausmachen. Zum Kortex gehören Funktionen wie Wahrnehmung, Denken, Sprache, Handeln und andere kognitive Prozesse, wie die Entscheidungsfindung. Nach neuesten Erkenntnissen sind Menschen, die regelmäßig meditieren, auch besser vor Demenz geschützt. Was, so ist nachzulesen, auch Sinn ergibt. Denn durch Meditation wachsen jene Hirnregionen, die mit komplexem Denken und dem Gedächtnis verknüpft sind, statt zu schrumpfen. Außerdem heißt es, Meditation senke das Schlafbedürfnis. Und das hätte ich jetzt wirklich gerne. Wacher sein und nicht so müde. Das »Fatigue-Syndrom«regt mich zusehends auf. Vielleicht hilft mir aber auch der tägliche stille Moment vor meinem Südtiroler Kruzifix im Hausflur. Stehen bleiben, danken, dass doch alles gut gegangen ist. Um Kraft bitten, dass ich bald wieder für meine Lieben sorgen kann, dass der Schwindel »verschwindet«, dass ich einfach wieder gerade ohne Schwanken gehen kann.

Immerhin stehe ich jetzt schon wieder gut eine Stunde in der Küche und koche. Kann am Laptop arbeiten.

Auf Bitten eines Verlages für ein christliches Buch soll ich einen Text schreiben. Ich will über einen meiner Lieblingsorte schreiben, hoch oben, auf dem Wallberg über dem Tegernsee. Obwohl ich in der Nacht nicht schlafen kann, aus Angst, ich könnte das Schreiben verlernt haben, fließen mir die Worte am nächsten Tag nur so »aus der Feder«, wie man früher sagte. Heute fliegen sie sozusagen von der Tastatur auf den Bildschirm. Also an dieser Front: alles gut. Ich bin ziemlich erleichtert. Wie ich überhaupt feststelle, dass es mir am besten geht, wenn ich am Schreibtisch bin, wenn ich arbeite. Dazu warte ich gespannt auf Nachricht wegen des Wachstums meines kleinen ungebetenen und anscheinend ziemlich resistenten »Untermieters« im Gehirn.

Und auch das Manuskript für den kanadischen Verlag zu *No Refuge for Women: The Tragic Fate of Syrian Refugees* ist jetzt endgültig im Druck. Das Thema der Geflüchteten dabei unverändert in den Schlagzeilen. Von zu Hause aus verfolge ich, was in der Welt passiert. Die *Tagesschau* zeigt Bilder von gestrandeten Kindern. 24 600 Flüchtlingskinder sind nach Schätzungen von UNICEF in Griechenland, Bulgarien, Ungarn und auf dem Westbalkan angekommen. Alleine. Ohne Väter, Mütter, manchmal mit einem Bruder oder einer Schwester. Viele von ihnen warten verzweifelt auf ihre Familien. Ich denke an die Kinder, denen ich seinerzeit auf der griechischen Insel Lesbos begegnet bin, und es zieht sich mir das Herz zusammen. In einem provisorischen Camp waren sie untergekommen. Dort haben sie neue Kleidung erhalten, dort gab es Essen. Aber jeden Tag auch die Frage: Wer ist heute Nacht mit dem Gummiboot angekommen? Ist mein Vater dabei? Meine Mutter? Das ist nun schon über ein Jahr her. Und dennoch – die Familienzusammenführung in Europa verläuft nach wie vor schleppend. Die Ungewissheit für die Kinder ist dramatisch und macht ihnen furchtbare Angst. Aber ich mag mir gar nicht vorstellen, wie es den Eltern geht, die auf der langen Flucht ihre Kinder verloren haben, sie jetzt verzweifelt suchen. Da hat das dreijährige Mädchen einer syrischen Familie noch richtig Glück gehabt, dem ich in Mytilini auf Lesbos begegnet bin. Denn als sie kopfüber ohne Rettungsweste in der dunklen Nacht aus dem Schlauchboot ins Meer gefallen war, konnten sie ihre Eltern gerade noch am Kragen herausziehen und so retten. Einzig die Schuhe gingen verloren. Das kleine Mädchen, nur in Socken auf der Straße, das ist ein Bild, das ich nicht vergessen werde.

Voller Hochachtung lese ich immer wieder in der deutschen Presse von Flüchtlingshelfern. Sowohl in Deutschland als auch auf der anderen Seite der Festung Europa, zum Beispiel im Mittelmeer. Heidi ist so eine. Sie kommt aus Lübeck. 23 Jahre hat sie als Krankenschwester gearbeitet. Dann hatte sie genug und heuerte bei »Ärzte ohne Grenzen« an. Jetzt rettet sie auf einem Schiff der Organisation Menschen vor der libyschen Küste vor dem Ertrinken. Sie kreuzen 40 Kilometer vor der Küste. Ein »failed state«, wie wir ja alle wissen. Mit zwei Regierungen, die sich bekämpfen, und mit Tausenden von Schleppern und Schleusern, die die Flüchtlinge erst auspressen und mit viel zu wenig Benzin hinaus aufs Mittelmeer schicken. Dazu sind diese Schleuserboote alles andere als hochseetauglich. Heidi beschreibt, wie sie in nur einer einzigen Nacht über tausend Menschen retten konnten. Darunter 130 Frauen und Kinder. Die einen in dieser Gruppe, so lese ich in der *EMMA*, sind völlig euphorisch. Weil sie begreifen, dass sie gerettet sind. Die anderen aber, die es kräftemäßig kaum noch schaffen, brechen an Deck zusammen. Allein im Jahr 2017 haben bis Mai rund 25 000 Menschen die Überfahrt nach Italien gewagt. Sie kamen aus Nigeria, dem Senegal, von der Elfenbeinküste, aus Eritrea und sogar aus Bangladesch. Die ehemalige Krankenschwester aus Lübeck jedenfalls berichtet von den Horrorszenarien, die die Flüchtlinge auf ihrem Weg und vor allem dann in Libyen erleben. Sie kann nicht verstehen, dass die Bundesregierung tatsächlich in Erwägung zieht, in solchen Ländern Lager zur Erstaufnahme von Asylbewerbern zu errichten. Sie ist dabei auch stolz auf ihre Arbeit. Insgesamt sind bis zu diesem Frühsommer 40 Prozent aller Rettungsaktionen von NGOs wie »Sea-Watch« oder »Jugend rettet« geleistet worden. Noch wird in Deutschland nicht diskutiert, ob es die Rettungsschiffe und ihre Besatzungen sind, die als treibender Faktor für den Flüchtlingsstrom verantwortlich sind. Erfreulicherweise belegt bereits im Frühjahr 2017 eine Studie zweier Forscher des britischen Goldsmiths College der London University folgende These: Die Zahl der Flüchtlinge, die sich auf die Überfahrt von Libyen wagen, hängt vor allem mit den Entwicklungen in Afrika, den Konflikten dort, aber auch mit dem gewaltbeladenen Chaos in Libyen zusammen. Aber diese Studie hat es wohl nicht auf die Schreibtische der deutschen Politiker und in die Köpfe der AfD-Bosse geschafft. Bitter.

In der Türkei, die bis Ende 2016 bereits 3,8 Millionen überwiegend syrische Flüchtlinge aufgenommen hatte, kommt es im April 2017 zu einer umstrittenen Abstimmung über ein Präsidialsystem, das sich der amtierende Präsident Recep Tayyip Erdogan wünscht. Es würde ihm Vollmachten erlauben, wie sie nur ein Diktator sonst innehat. Weil deutsche Ämter türkische Wahlkampfveranstaltungen abgesagt haben, wirft ein wütender Erdogan der Bundesregierung Faschismus vor. Dann die Ergebnisse: Nach der Wahlzettelauszählung steht fest, dass 51,4 Prozent der Türken, auch die in Deutschland, für dieses Präsidialsystem gestimmt haben. Derweil sitzt im Frühjahr 2017 der deutsche Journalist der *WELT*, Denis Yücel, unverändert in Haft. Immer noch ist keine Anklage erhoben. Er wird erst 2018, nach intensiven Gesprächen zwischen der deutschen und der türkischen Regierung, freikommen.

Die Welt, so erscheint es mir, gerät immer mehr aus den Fugen. Und auch wenn mir im Augenblick sowieso nicht nach Reisen zumute ist – so hätte ich inzwischen wenig Lust, wieder zu Recherchen in die Türkei zu fahren. Noch zu gut erinnere ich mich an den Osten, an das alte »Wilde Kurdistan« des Karl May, an die Schüsse der Polizei und des Militärs auf ganz normale Bürger in Diyarbakir. Die bekämpft werden, nur weil sie Kurden sind und weil Erdogan jeden Kurden gleichsetzt mit der vermeintlich terroristischen PKK.

In diesem Frühjahr freue ich mich aber auch über gute Nachrichten: Emmanuel Macron gewinnt in Frankreich die

Wahlen und wird Präsident. Marine Le Pen vom Front National geht unter. Wenigstens das. »En Marche« hat die Franzosen bewegt. Das könnten wir auch gut brauchen in unserem Land. Am meisten begeistert mich Brigitte Macron an der Seite des 39-jährigen Politikers: einst war sie seine Lehrerin, ist fast 25 Jahre älter und sieht blendend aus. Die Lovestory der beiden füllt die Boulevardpresse. Aber nur kurz. Brigitte will dafür sorgen, dass ihr Vorname wieder eine neue Bedeutung in Frankreich erhält, nicht mehr nur durch Brigitte Bardot geprägt. Gefällt mir. Das ZDF, mein ehemaliger Sender, zeigt eine beeindruckende Dokumentation über die Frau an Emmanuel Macrons Seite. Man kann den beiden nur viel Glück wünschen. Jedenfalls erfreuen mich die schönen Fotos der beiden Menschen in diesem Frühsommer.

# KAPITEL 4

# Der erste Sommer in meinem neuen Leben. Ich brauche dringend weiter Hilfe

Nach dem »beunruhigenden Wachstum« jetzt Beruhigung von zwei Seiten: Der Neurologe Dr. Theis ärgert sich zum einen über die Aussagen des radiologischen Kollegen, die er für übertrieben hält: »Da ist nichts zu sehen, auch wenn man die Bilder noch so sehr vergrößert. Lassen Sie sich nicht verrückt machen, warten wir auf das nächste Kontroll-MRT in drei Monaten, dann kann man das noch genauer sehen.« In diesem Kontext antwortet auch der Operateur Prof. Westphal: »Keine Sorge, warten Sie die nächsten Aufnahmen ab. Dann kann man eventuell über eine Strahlentherapie nachdenken.«

Wirklich ruhig bin ich zwar nicht, aber das Thema wird jetzt erst mal verdrängt. Dass ich noch mal eine zweite Meinung einholen will, ist mir allerdings schon klar. Im Herbst. Jetzt aber ist Sommer.

Meine Spaziergänge an der Alster werden immer länger. Zwar weiterhin mit Stöcken, aber immerhin. Und sonntags kommt meine Enkeltochter zum Brunch, und danach kann ich mich bei ihr einhängen, und wir beide genießen die Natur, den Blick auf die Enten an der Alster, die blühenden Wiesen. Es ist einfach ein Glück, wieder draußen zu sein. Wenn auch immer mit Hut oder Mütze, gegen die Sonnenstrahlen und mögliche Hitze. Die in Hamburg allerdings eher nicht die Regel ist. Noch ahnen wir alle nichts vom kommenden Sommer 2018, der der heißeste in den Klimaaufstellungen in der Geschichte der Stadt werden wird.

Unverändert aber fährt mein Kopf beim Gehen Achterbahn. Ich weiß inzwischen, dass jeder vierte Mensch mindestens einmal im Leben unter Schwindel leidet. Aber für mich ist das neu. Weder früher beim Klettern und Abseilen, noch im Himalaya auf den wackeligen und ungesicherten Brücken über tobenden Flüssen, noch bei hohen Windstärken beim Segeln war mir je schwindelig. Was ich dagegen sicher weiß: Ich habe keinen Lagerungsschwindel, das hat die Ärztin in der Reha am Tegernsee schon festgestellt. Auch keinen Schwankschwindel, der gut zu behandeln und zu heilen ist. Bei mir ist es laut Recherche im Internet der sogenannte Geh- oder Gangschwindel. Medizinisch genannt: »Bilaterale Vestibulopathie«. Erklärt wird dieses Phänomen dadurch, dass der »Computer Gehirn« die Komponenten, die für das Gleichgewicht unter anderem entscheidend sind, nämlich die Informationen des Sehnervs, die Lageempfindung aus den Muskeln und Gelenken und die Informationen des Gehörs nicht ausreichend schnell verarbeiten kann. Die Verarbeitungsgeschwindigkeit der Informationen reicht in Ruheposition aus, und so entsteht kein Schwindel. Erst wenn ich gehe, »geht« es los. Ich lese in der Fachliteratur aber auch, dass Medikamente hier nichts helfen. Besserung kann jedoch durch ein kontinuierliches Gleichgewichts- und Gangtraining herbeigeführt werden. Das mache ich, alleine und gemeinsam mit den Therapeuten.

Eine Freundin aus Hamburg, die jetzt in München lebt, kommt zu Besuch und wohnt ein paar Tage bei uns. Uta kenne ich noch aus meiner Zeit in der Redaktion der Münchner *Abendzeitung*. Später war sie beim *Stern* Starreporterin, ich beim Bayerischen Rundfunk. Unsere Wege haben sich auseinanderbewegt. Aber als ich in Hamburg beim NDR antrete, konnte ich sie als Autorin für Dokumentationen gewinnen. Jetzt sitzen wir auf unserer kleinen Terrasse mit dem Blick auf die Bäume an der Alster und reden über »ditt und datt«, wie das so schön im Norden heißt. Über ihre Sprunggelenksprobleme und über meinen Schwindel. Das Meningeom lassen wir außen vor. Sie erzählt, dass ihr ein chinesischer Arzt in München mit Akupunktur, Tuina-Massage und heißen Steinen geholfen habe mit ihrem Gelenk. Sie habe jetzt überhaupt keine Schmerzen mehr und könne wieder laufen wie ein junges Reh. »Du, vielleicht kann der dir auch mit dem Schwindel helfen?« Ich bin eher skeptisch. Aber immer schon bereit, jeden Strohhalm zu ergreifen, damit es wieder aufwärtsgeht. Uta schickt ihm eine Nachricht und schildert ihm mein Problem – und hat schon zehn Minuten später die Antwort: »Sie soll kommen, ich kann ihr helfen.« Ich mag es erst gar nicht glauben, gucke in meinen Kalender, der jetzt immer noch bis auf die Therapietermine vollkommen leer ist. Aber im Juli würde ich so gerne nach München fliegen und beim Abschiedsfest des Personalrates für das Redaktionsteam von *ML Mona Lisa* in München-Unterföhring dabei sein … Soll ich das mit einem Besuch beim chinesischen Arzt verbinden? Eine Idee. Uta fragt nach einem Termin. Es klappt. »Give it a try«, heißt es in Großbritannien. Probier's aus. Keine Frage, das werde ich tun.

Vorher aber ein anderes wichtiges Thema, eines, das jede Frau verstehen und nachfühlen kann: meine Haare. Allmählich ziemlich wild und ungepflegt. Kein Wunder. Jetzt sind fast vier Monate nach dem Eingriff vorbei, mein Ansatz wächst dunkel nach, ich brauche dringend Farbe auf dem Kopf. Chemie – ob das gut geht? Meine ehemalige Maskenbildnerin vom NDR hat inzwischen einen eigenen Friseurladen in Buxtehude, südlich der Elbe. Da bin ich bisher immer hingefahren. Doch Auto fahren geht noch nicht. Zu schwindelig.

Aber Astrid beruhigt mich in puncto Farbe auf dem Kopf und ist außerdem sehr hilfsbereit. Sie schlägt vor, mir an ihrem freien Tag bei sich zu Hause in der Stadt die Haare zu färben … Super! Auch wenn wir dann mühevoll, ich auf den Knien und sie gebückt, über ihrer Badewanne die Farbe ausspülen. Mit gutem Willen geht doch viel. Sie föhnt sanft und schonend, ich gucke mich glücklich im Spiegel an. Eine gute Frisur fühlt sich nach so langer Zeit wirklich an wie »neu geboren sein«. Das verstehen aber nur Frauen. Ich weiß. Klaus hat mich am Morgen mit dem Auto vorbeigefahren, jetzt wackle ich mit meinen Stöcken zur nahen U-Bahn, fahre bis Ohlsdorf und steige dann in den Bus. Geht doch. Ich habe ja Zeit. Und bin glücklich über meinen gelungenen Ausflug.

Als wäre es gestern gewesen, erinnere ich mich an dieses seltsame Gefühl, als ich mich getraute, nach langen vier Wochen nach der OP das erste Mal die Haare zu waschen. Unter der Dusche habe ich ganz vorsichtig meinen Kopf berührt. Mich gar nicht in die Nähe der Narbe links hinter dem Ohr gewagt. Da sind auch noch keine Haare. Die wurden ja abrasiert. Ich verteilte das biologische und damit schonende Shampoo zart und mit spitzen Fingern, hoffte, dass es wirklich nicht in den Augen brennt. Denn richtig nach hinten beugen konnte ich den Kopf auch noch nicht. Also lief mir das Wasser und der ganze Schaum vorne über das Gesicht. Hilft nichts, dachte ich, geht nicht anders. Aber wenigstens brennt nichts in den Augen. Ganz, ganz vorsichtig wusch ich meinen Kopf, noch vorsichtiger trocknete ich danach die Haare ab. Mit lauwarmem Föhnwind. Es durfte ja nichts Heißes an den Kopf. Aber das ist jetzt Monate her. Astrid hat jetzt professionell ein kleines Wunder vollbracht, und ich gucke ganz »neu« in die Welt. Immerhin.

Mit neuer Frisur gut gerüstet für den nächsten größeren Ausflug buche ich meine Flüge nach München. Lese nochmals nach im Newsletter der Deutschen Hirntumorhilfe, auf was man achten sollte als Hirntumorpatientin. Eigentlich wird ja solchen Patienten geraten, Flugreisen aufgrund möglicher Verschlechterungen der neurologischen Symptome zu vermeiden. Aber eine weitere Studie hat nun gezeigt, dass diese Patienten gut fliegen können und dass auch bei längeren Flügen keine permanenten neurologischen Defizite festgestellt wurden. Das sind gute Neuigkeiten. Also, ab in die Luft …

Zuerst mal ganz kurz nach München. Conny Hermann, nach mir *ML Mona-Lisa*-Leiterin, hat zu einem Abschiedsfest eingeladen. Das ZDF stellt *ML Mona Lisa* ein. Die Sendung, die ja auch irgendwie mein Baby war. Conny hat ganz vorsichtig angefragt, ob ich mir das schon zutraue, nach München zu fliegen, dabei zu sein. »Klar, das geht schon«, habe ich ihr mutig geantwortet und auch zugesagt, dass ich ein paar Worte sagen werde. Denn es ist schon bitter, dass das ZDF-Frauenjournal jetzt ersatzlos eingestellt wird. Ich halte eine Abschiedsrede für die Kolleginnen und Kollegen, die sich jetzt neu orientieren müssen. Und trotz aller Wehmut war es ein fröhlicher Abend. Viel Sympathie verspürte ich, auch Mitgefühl. Weil ich sichtbar noch ein wenig wackelig war. Zwar ohne Stöcke, die ließ ich im Hotel. Aber doch immer noch »anlehnungsbedürftig«.

Am nächsten Morgen dann der Termin bei Utes chinesischem Arzt. Feng Luo ist sein Name. Oder chinesisch richtig: Luo Feng. Weil ich extra aus Hamburg gekommen bin, war er auch bereit, mich an einem Samstag zu behandeln. Das Zentrum für »Duale Medizin«, in dem er tätig ist, war gähnend leer und irritierend still. In seinem Behandlungsraum roch es gut nach Räucherstäbchen, er hatte zwei Kerzen angezündet und alles ein wenig verdunkelt. Erst befragte er mich genau zu meiner Tumoroperation, zu den Folgen. Warum ich gekommen sei. Dann erster Check meiner gesamten körperlichen Verfassung: Zunge raus, Magen- und Bauchbereich abtasten, das Genick befühlen und dann ab auf die Liege, entspannen. Herr Luo setzt die ersten Akupunkturnadeln, will vor allem jetzt erst mal den Schwindel behandeln. Es folgen heiße Steine auf dem ganzen Körper, zum Schluss ein paar Massagegriffe im Schulter-Nacken-Bereich. Die 90 Minuten Behandlungszeit vergehen wie im Flug, ich bin dazwischen auch fest eingeschlafen. Langsam setze ich mich auf der Liege auf. Ziehe mich an und fühle mich einfach gut. Vier-, fünfmal sollte ich kommen, meint Herr Luo. Dann hätte er den Schwindel vielleicht verbannt. Seine Aussagen sind vorsichtig. Es ist ja auch ein weites Feld. Jedenfalls gehe ich danach ohne Stöcke zurück zur U-Bahn und von dort ins Hotel. Mir geht es gut, weit weniger schwindelig als sonst. Hoffnung kommt auf. Was wäre wenn? Ich mag gar nicht daran denken. In zwei Wochen habe ich wieder einen Termin bei ihm. Getreu meiner Devise: »Give it a try.«

Inzwischen lese ich mit unverändert großem Interesse die Informationshefte der Deutschen Tumorhilfe. Zum Beispiel auch den Artikel von Prof. Krauseneck, Chefarzt i. R. der Neurologischen Klinik Bamberg über die »supportive Therapie bei Hirntumoren«. Diese richte sich nicht gegen das Tumorwachstum, sondern behandle Beschwerden und Symptome, die entweder durch den Tumor oder durch dessen Behandlung entstanden sind. Ein Text vor allem für die »Langzeitüberlebenden«, und dazu will ich mich natürlich zählen. Dabei von ihm gleich ein guter Tipp zu Beginn: Das Internet sei eine gute Möglichkeit, sich über unklare Begriffe und Sachverhalte zu informieren. Zugleich aber warnt der Autor vor unkritischer Lektüre. Auch die intensive Recherche auf seriösen Portalen ersetze nicht das Gespräch mit dem Arzt. Also:

Bis jetzt alles richtig gemacht, denke ich mir. Dazu dann noch ein Rat: bei Unsicherheiten eine Zweitmeinung einholen. Das sei hilfreich und sinnvoll. Und genau das habe ich vor nach diesem Sommer, sobald ich das zweite Kontroll-MRT im Gepäck habe.

Prof. Krauseneck schreibt weiter: »Es gibt keine speziellen Lebensweisen oder Diäten, die das Tumorwachstum hemmen. Versuche, den Tumor durch spezielle Mangelernährung auszuhungern, sind ins Gegenteil umgeschlagen, da die Abwehrkraft des Körpers geschwächt wurde. Zu empfehlen ist eine gesunde Lebensweise mit ausreichend Bewegung und ausgeglichener, mediterraner Ernährung. Nahrungsergänzungsmittel und ein wahlloser Konsum diverser Multivitaminpräparate sind mangels Wirksamkeit und gar möglicher Förderung des Tumorwachstums abzulehnen. Wichtig ist, sich auch die kleinen Genüsse des Lebens zu gönnen, da eine positive, aktive Auseinandersetzung mit der Tumorerkrankung die Behandlungschancen verbessert und die Lebenszeit verlängert.«

Das und zwei weitere Punkte des Artikels sind für mich interessant: das Kissen im Bett. Es sollte weich sein und dabei trotzdem nicht zu flach, damit der Abstand zwischen Schultern und Hinterkopf trotzdem abgestützt bleibt Monatelang habe ich nur ein ganz weiches Federkissen ausgehalten. Meine dickeren Tempur-Kissen sind also noch nichts. Da muss ich noch warten. Dann erwähnt er Flüssigkeitsmangel als Risikofaktor. Wenn der Patient zu wenig trinkt, dann führt das zu einem verringerten Fließvermögen des Blutes, was über verschiedene Mechanismen einen erhöhten Hirndruck hervorrufen kann. Die Trinkmenge eines Hirntumorpatienten sollte am Tag mindestens anderthalb Liter, besser noch zwei Liter betragen. Zu viel ist aber auch schlecht. Dadurch könnte eine Hirnschwellung provoziert werden. Ich hoffe immer, dass auch mein Kaffee- und Teekonsum auf die Flüssigkeitsmenge einzahlt. Denn Mineralwasser trinke ich nicht gerade viel. Ich gelobe Besserung, nachdem ich das gelesen habe. Im Chatroom schreiben wir währenddessen weiter und tauschen uns über unsere Erfahrungen nach einer solchen Diagnose aus:

*Florpold: Dear all, die mir in den Anfangsmonaten so nett geschrieben haben. Bei mir sind es jetzt sechs Monate, dass ich am Meningeom operiert wurde. Viele versprachen in diesem Forum, dass dann der Schwindel vorbei sein würde – stimmt leider nicht. Das Einzige, oder besser: der Einzige, der mir geholfen hat, war ein chinesischer TCM-Arzt aus Shanghai. Er machte Akupunktur, Moxibustion, Tuina-Massage, heiße Steine. Am Tag danach hatte ich eine heftige Migräne, aber dann ging es aufwärts. Ich bin ganz klar im Sitzen, kein Schwindel mehr. Jetzt fahre ich wieder Auto und Fahrrad, das ist eine neue Lebensqualität. Allerdings beeinträchtigt mich der Schwindel im Stehen und Gehen ziemlich heftig. Seltsamerweise geht es besser, wenn ich meine Arme gerade austrecke – aber das ist anstrengend und sieht beim Spazierengehen sehr komisch aus … freue mich über Rückmeldungen. Und ich denke unverändert: der Neurochirurg im UKE in Hamburg hat einen Superjob gemacht. Der Tumor saß kompliziert am Hirnstamm und war schwer zu erreichen …*

*E.: Hallo, Mensch, wie schön, hast du einige Lebensqualität zurück und kannst das auch genießen. Ich schrieb dir, weil mein Meningeom auch am Hirnstamm liegt. Ich wurde 06/2015 operiert, 11/2015 bestrahlt. Die Bestrahlung hat alle Beschwerden verschlimmert bzw verursacht, auch Gleichgewichtsstörungen und Demenz. Es hat sich nicht mehr verbessert, also versuch ich damit zu leben, das Beste draus zu machen, dass es Tageszeiten gibt, wo ich nicht mehr gehen kann; es ist einfach so. Zu anderen Stunden kann ich gehen, laufen, reiten, das ist wunderschön und ich bin dankbar dafür. Ebenso mit den Schmerzen … TCM hat mir auch eine zeitlang geholfen, die Migräne wurde weniger damit. Momentan bin ich in homöopath. Behandlung, fange an, etwas mehr zu schlafen, kann zum ersten Mal wieder etwas lesen (und vergess nicht sofort alles). Ich kann mir vorstellen, dass sich bei dir noch einiges verbessert im Lauf der nächsten 1,5 bis 2 Jahre … Herzlich, E.*

*Entschuldigt die Rechtschreibfehler, aber ich seh grad so schlecht …*

*F: Hallo, liebe Florpold, freut mich, dass Du inzwischen so vieles für dich machen konntest, was dir Besserung und Erleichterung verschaffte. So, wie Du alles beschreibst, muss es ja nicht zwangsläufig mit der OP zusammenhängen. Hast Du Dich schon mal orthopädisch durchchecken lassen? Ich denke da so an Wirbelsäulenprobleme, weil Du schreibst, dass Du mit ausgestreckten Armen besser laufen kannst, weil der Schwindel weniger wird? Wenn man Probleme mit der Halswirbelsäule (HWS) hat, dann kann das durchaus merkwürdige Symptome mit sich bringen, je nachdem, was in Mitleidenschaft dadurch gezogen wird. Ich komme deshalb darauf, weil ich vor meinem Hirntumor immer dachte, dass ich mal wieder eine Blockade in der HWS habe, wenn mir im Sitzen schwindlig wurde. Ich machte dann eine bestimmte Bewegung mit meinem Kopf, dann knackte es ein bisschen, und danach war wieder alles okay. Ich habe Hypermobilität in Gelenken und Wirbeln, weswegen ich es immer darauf schob. Auf einen Hirntumor kommt man ja echt nicht.*

*Wie auch immer, ich freue mich, dass Du nach und nach einen besser werdenden Weg einschlägst. Immer schön weiter so und vor allem mit viel Geduld und Ruhe. SCHNELL, MUSS und SOLL sind Worte, die ich mir langsam versuche abzugewöhnen.*

*Ansonsten eventuell noch einen gründlichen Augencheck machen lassen? Bei mir war irgendwann auch eine neue Brille fällig. Gib dir viel Zeit für alles, an manche Defizite muss man sich tatsächlich erst gewöhnen und sich eine Strategie erarbeiten, um damit halbwegs gut zu leben.*

*Herzlichst F.*

*H.: Hallo, mir sagte man am Anfang auch jedes Mal »Sie haben einen sehr guten Stand erreicht, besser wird's nicht …« Aber es wurde immer ein klitzekleines bisschen besser. Sicherlich wird es nie wieder so, wie vorher, aber man lernt auch damit zu leben und mit anderen Herangehensweisen etwas auszugleichen oder einfach etwas kürzerzutreten. Ich meine so im Rückblick gesehen, dass ich mind. 3 bis 4 Jahre brauchte, um halbwegs damit klarzukommen. Nun ist es schon wesentlich länger her, und es gibt tatsächlich Tage, da denke ich … wow, warum versuchste nicht wieder arbeiten zu gehen?!? … und dann kommt nur ein Tag dazwischen, der für mich stressig ist oder wo ich unverhofft etwas grundlegend verändern muss, dann verfalle ich irgendwie in Schockstarre, kann nur sehr schwer denken, und danach weiß ich wieder ganz genau, warum ich verrentet wurde. Schwer zu beschreiben. Meine Erholungsphasen sind immer noch sehr lang. Ich bin trotz allem nicht mehr dauerhaft belastbar. Manchmal frustriert mich das ganz schön, aber dann sage ich mir wieder: »Hey, wenn Du es langsam angehst, dann schaffste das auch, und Du kannst leben!«*

*Leider vergisst man das an guten Tagen schnell wieder. Auch dir wünsche ich viel Geduld und Akzeptanz für deinen Weg. LG H.*

*Florpold: Dear all, ich habe mich sehr über Eure Antworten und die wirklich sinnvollen und guten Ratschläge gefreut … das mit der HWS ist zu bedenken! Macht Sinn … ansonsten habe ich mich mal einen ganzen Nachmittag hingesetzt und so alles in diesen Gruppen zu den Folgen nach einer OP durchgelesen. Also nicht nur Meningeom – sondern auch die heftigeren Varianten. Weil ich so das Gefühl hatte, dass mich die Ärzte nicht wirklich weiterbringen. Erste Erkenntnis: Es gibt eine Wackelplatte MFT fit Disc … die hat einigen schon nach vier, fünf Wochen mit Schwindel deutlich geholfen und den Schwindel verschwinden lassen. Dann nehmen viele Vertigoheel, homöopathisch. Es hilft – nehme es jetzt eine Woche. Dann habe ich mir auf der Vertigoheel-Seite Schwindelübungen heruntergeladen – da warte ich noch ab, was es nach vier Wochen mit mir macht. Aber ich habe jetzt einfach selbst das Gefühl, die Heilung in die eigenen Hände zu nehmen. Dazu Ginseng und Q10 Enzym. Gestern hat mir eine Hormonspezialistin erzählt, dass bei jeder OP der Q10-Wert im Körper fast auf null sinkt und wir uns dann nicht wundern müssen, wenn wir so unglaublich müde sind … dies einfach als aktuelle Infos, liebe Grüße euch allen und noch einen schönen Restsommer, herzlichst Florpold*

*N.: Hallo, Florpold, danke für den Tipp mit dem Q10-Wert im Körper. Werde ich auf jeden Fall mal mit meiner Ärztin drüber sprechen. Bin gespannt, was da rauskommt.*

*Alles Gute weiterhin für dich und vor allem, nicht müde werden und an dich und deine regenerierenden Fähigkeiten glauben!*

*M.: Hallo, liebe Florpold, Ich bin im Jänner an einem Meningeom in der hinteren Schädelgrube operiert worden und hatte auch mit extremen Schwindel zu kämpfen. Bei mir war es vor allem, wenn es bergab ging, beim Stiegensteigen etc. … Ich konnte zu Hause nicht einmal alleine ins Erdgeschoss gehen oder über das Stiegengeländer schauen, von Kurven fahren als Beifahrer gar nicht zu reden. Wenn ich an Stiegen, die abwärts gingen, vorbei musste, bin ich auf die andere Seite des Ganges gegangen. Ich habe dann den*

*Weg gewählt, mich bewusst diesen sehr unangenehmen Situationen auszusetzen, und es wurde sukzessive besser. Auf Reha bin ich mit der Physiotherapeutin vor allem bergab gegangen, Stiegen, Laufband und im Freien. Wackelplatte und Kissen habe ich auch genutzt, genauso wie Training im Wasser. Jetzt ist ein halbes Jahr vergangen, und in den meisten gewohnten Situationen kommt der Schwindel nicht mehr. Ich kann auch wieder problemlos Autofahren. Es gibt aber trotzdem noch immer wieder Augenblicke, wo ich schwindlig werde. Erst unlängst beim Einkaufen, wo ich bei der Kassa den Einkauf aus dem Wagen geräumt habe (durch die wiederholte Drehbewegung) oder beim Computertraining oder Fernsehen, wenn sich die Bilder rasch bewegen. Laut Neurologe wird auch das noch besser, und ich lasse mich von diesen »kleinen« Einschränkungen nicht unterkriegen, genauso wenig wie von Wetterfühligkeit und Kopfschmerzen und der geringeren Belastbarkeit. Ich wünsch dir alles Gute und lass dich nicht unterkriegen. Herzliche Grüße, M.*

Derweil lese ich in der Zeitung über eine grausige Bluttat, die viele Menschen erschüttert: im Flüchtlingsheim bei Arnschwang in Bayern greift einer der Bewohner eine Mutter und ihre zwei Kinder mit einem Messer an. Der fünfjährige Bub stirbt trotz aller Hilfe kurz nach der Tat, sein sechsjähriger Bruder bleibt unverletzt. Die Mutter erleidet schwere Messerwunden, ist aber außer Lebensgefahr. Ein Polizist erschießt den Afghanen. Später erfährt man, dass er eine Fußfessel trug. Das Landgericht München 1 hatte ihn im Oktober 2009 wegen schwerer Brandstiftung zu einer Freiheitsstrafe von fünf Jahren und zehn Monaten verurteilt. Er musste sich im Umfeld des Flüchtlingsheimes aufhalten, so das Polizeipräsidium Regensburg in einer Pressemitteilung.

Eine schlimme Tat, eine furchtbare Nachricht. Aber leider auch mal wieder Wasser auf die Mühlen all derer, die Flüchtlinge gleichsetzen mit Straftätern. Wobei ich mich auch frage, warum eine allein reisende geflüchtete Frau mit ihren Kindern in einer Gemeinschaftsunterkunft untergebracht wird, in der auch ein verurteilter Straftäter wohnt. Haben da die Verantwortlichen nicht richtig hingeschaut? Und was jetzt, zwei Jahre nach dem Sommer 2015, völlig klar ist: Nur wenige Frauen flüchten überhaupt alleine. In Bayern gab es nach Angaben des Sozialministeriums bis zum Juni 2017 gerade mal 6438 Asylbewerberinnen. Das sind etwas mehr als fünf Prozent der 120000 bayerischen Asylbewerber insgesamt. Weil es so wenige waren, haben sich wohl auch die Helferkreise und die Wohlfahrtsverbände nicht sehr für die Frauen interessiert. Was besonders fatal ist: Denn Frauen und Kinder sind auch nach unserem Grundgesetz besonders schutzbedürftig. So ist es fahrlässig, Frauen und Kinder zusammen mit einer Überzahl an Männern in Unterkünften unterzubringen. Wo doch für viele dieser Männer allein reisende Frauen einfach nur »Schlampen« sind. Auch und gerade, wenn sie aus dem gleichen Kulturkreis kommen. Erfreulicherweise sehe ich im Fernsehen und in den Zeitungen jetzt keine Bilder mehr von überfüllten Turnhallen. Aber umso mehr müssten doch die Verantwortlichen darauf achten, dass Frauen und Kinder separat untergebracht werden. Damit eben nicht so ein schrecklicher und letztlich vermeidbarer Angriff wie in Arnschwang geschieht, bei dem ein Kind ums Leben kommt, das überlebende andere Kind und die Mutter sicher für den Rest ihres Lebens mit einem schlimmen Schock fertigwerden müssen.

Mit Beginn dieses Sommers lese ich den Namen eines ehemaligen FBI-Direktors immer häufiger in den Schlagzeilen: Robert Mueller soll als Sonderermittler aufklären, ob und wie Russland Einfluss auf den US-Wahlkampf genommen hat. Die Affäre um die Russlandkontakte zieht seit Beginn von Trumps

Amtszeit immer weitere Kreise. Was ihm wohl, so kommt es mir vor, wenn ich die TV-Nachrichten sehe und die Zeitungen lese, überhaupt nichts auszumachen scheint. Zwar stürzt sein Sicherheitsberater über Falschaussagen, da helfen auch alle Ausflüchte nichts mehr. Ich komme schon gar nicht mehr mit, wen Trump in seinem ersten Jahr rauswirft: den Justizminister, den FBI-Chef … und, und, und. So ganz nebenbei kündigt er dann auch noch den Austritt der USA aus dem Pariser Klimaschutzabkommen an.

In Großbritannien erlebt die Premierministerin Theresa May derweil ein Debakel bei den von ihr anberaumten Neuwahlen: Die Torys erleiden empfindliche Verluste, Labour legt zu. Die Verhandlungen zum Brexit, der im letzten Jahr ja beschlossen wurde, geraten für sie jetzt immer schwieriger. Ich gestehe, dass ich alle Wetten vor dieser Abstimmung – leider – gewonnen habe. Denn nach drei Jahren in Großbritannien war mir klar: Die Briten empfinden sich überhaupt nicht als Europäer. Immer wieder hörte ich seinerzeit den netten Spruch: »Nebel im Kanal, der Kontinent ist abgeschnitten.« Ich habe mich nie weiter weg von Europa gefühlt als auf den Britischen Inseln. Aber es war auch eine hoch spannende Zeit als Journalistin. Erst mit all den Dramen im Königshaus: nach Prinzessin Diana der Tod von Prinzessin Margaret und dann von Queen Mum. Das unglaubliche Fest des Golden Jubilee von Königin Elizabeth II. Dazu die schlimmen Angriffskriege in Afghanistan, von denen die BBC, wie immer, als Erste die Bilder hatte. Die wir im ZDF dann sofort bearbeitet und in unserem Programm gesendet haben.

Ein Jahr später der Angriff von US-Präsident Bush auf den Irak und Saddam Hussein. Stundenlange Sendungen, live und aufregende Zeiten, in denen ich viele Nächte auf der selbst aufblasbaren Luftmatratze und mit Schlafsack im Studio geschlafen habe. Das fällt mir alles ein, wenn ich jetzt versuche, die

Auseinandersetzungen um den Brexit und die Stimmung im Vereinigten Königreich einzuordnen. Eine Kollegin aus dem Studio jedenfalls erzählte mir, dass viele der britischen Kolleginnen und Kollegen im Studio für den Brexit gestimmt hätten. Das hätte ich dann doch nie erwartet … aber was wissen wir schon wirklich voneinander?

## KAPITEL 5

# Ein kleines Wunder: Der Schwindel »verschwindet« – ein wenig

Feng Luo bewirkt in diesem Sommer tatsächlich ein kleines Wunder: Mein Schwindel wird weniger. Im Sitzen und Stehen bin ich jetzt vollkommen schwindelfrei. Das Gehen – kommt später, hoffe ich. Jetzt wieder Rad fahren? Wieder Auto fahren? Ich beginne mit dem Fahrrad. Mein Freund Bernhard, der jeden Montag bei Wind und Wetter mit dem Fahrrad zu unseren Rotary-Treffen im Hamburger Übersee-Club kommt und zudem Arzt ist, macht mir Mut und rät mir zugleich: Stelle den Sattel tief, damit Du jederzeit mit den Füßen auf dem Boden stehen kannst. Er hat so recht, ein unglaubliches Glücksgefühl kommt auf, als ich das erste Mal mit dem Fahrrad hinunter zur Alster fahre, mein Mann ganz fürsorglich hinter mir her. Aber nach wenigen Minuten ist klar: kein Schwindel, alles im Griff. Los geht es zur ersten Radtour … wow! Wow!

Dann will ich aber auch wieder Auto fahren. Das sage ich meinem stets sehr umsorgenden Mann aber nicht. Das will ich erst mal alleine probieren und fahre ganz vorsichtig mit meinem kleinen Smart Forfour aus der Tiefgarage, den kurzen Berg hinauf und biege links ab. Es ist ein ruhiger Vormittag, und trotzdem fahre ich höchst angespannt in Richtung Innenstadt. Ich bin unsicher, ob ich genug sehe, auch in meinem Umkreis. Wenn einer einbiegen will? Oder bei Rot über die Ampel fährt, was in Hamburg so viele Autofahrer locker tun.

Ganz langsam steigt ein gutes Gefühl in mir hoch. Ich fühle mich wieder sicher und merke, ja, ich kann es noch. Es geht: Ich fahre wieder Auto! Die Sonne scheint, alles glitzert um mich herum. Ich erreiche mein Ziel in der Stadt, parke problemlos ein, und wieder ist ein Schritt geschafft zurück ins normale Leben. Klaglos hat mich mein Mann in den letzten Monaten chauffiert. Ich weiß noch sehr gut, wie ängstlich ich war als Beifahrerin. Mir ging alles noch zu schnell, die Autos vor uns waren mir viel zu nah, zu überraschend die einbiegenden Wagen. Der ganze Verkehr – einfach noch zu viel. Ich brauchte ein paar Wochen, um wieder ein normales gelassenes Beifahrerverhalten zu entwickeln. Und jetzt – fahre ich wieder selbst. Zu Hause erzähle ich erst bei meiner Rückkehr von meinem kleinen geglückten Ausflug an diesem Vormittag und kann mir ein breites Grinsen nicht verkneifen.

Die Besuche bei Feng Luo helfen nicht nur gegen den Schwindel, sie tun meiner ganzen Verfassung gut. In seiner Praxis, in den Räumen der »Dualen Medizin«, praktiziert auch eine Endokrinologin, eine Hormonfachärztin, die sich mit Erkrankungen der Schilddrüsen, der Nebennieren, der Hirnanhangsdrüse und der Bauchspeicheldrüse befasst. Sie hat sich auf alternative Formen der Hormontherapie spezialisiert. Ich lese beim Warten auf meinen Termin bei Feng Luo ein wenig in den ausliegenden Broschüren. Hormone sind ein Thema, das mich schon lange bewegt. Denn ich brauche, wie Millionen Frauen in meinem Alter auch, eine Hormonersatztherapie. Aber es sind eben immer synthetische Hormone gewesen, in Form von Pflastern – die sich ständig lösen und immer neu aufgeklebt werden müssen. Doch ihre schlechte Handhabbarkeit ist nicht das Einzige, das mich nun beschäftigt: Als eifrige Leserin der Chats im Hirntumorforum weiß ich inzwischen um die Diskussion und die vielen offenen Fragen, die es um den möglichen Zusammenhang zwischen Hormonen und Krebserkrankungen gibt. Kann es sein, dass das Meningeom in meinem Kopf mit den Hormonpflastern auf meinem Bauch zusammenhängt?

Die Einnahme von Hormonen, auch sogenannten »natürlichen« oder pflanzlichen Hormonen wie beispielsweise Johanniskraut oder Mönchspfeffer, ist etwa bei Brustkrebs strikt verboten. Wie steht es da bei Gehirntumoren? Und ich frage mich, wie es denn sein kann, dass erstens überwiegend Frauen an Meningeomen erkranken und dass die meisten unter ihnen 55 Jahre und älter sind? Ich zitiere hier nur einige der Chats aus dem Forum, die mich sehr nachdenklich stimmen. Eine 57-jährige Patientin mit Meningeom, das noch nicht operiert wurde, schreibt:

*Mir wurde nicht nur von der Hormoneinnahme, sondern generell von allen Mitteln, die den Hormonhaushalt beeinflussen, sehr eindeutig abgeraten. Dazu zählen auch Rotklee, Johanniskraut etc. Die Empfehlung kam vom derzeitigen Chefarzt vom INI Hannover. Er sagte, das sei, als würde ich den Tumor noch füttern. Meine hormonellen Probleme führte er auf den Tumor zurück, die möglicherweise verschwinden würden nach einer OP.*

Eine junge Patientin schreibt nach der OP:

*Sämtliche anderen Neurochirurgen, die ich konsultiert habe, wussten genau NICHTS über den Zusammenhang von Meningeomen und dem Hormonhaushalt. Das alles allerdings waren Aussagen von 2005. Meine Frauenärztin hat mir damals – nach einer genauen Info meinerseits bzgl. der Zusammenhänge zwischen Hormonen und dem Tumor – eine gestagen- und östrogenhaltige Pille verschrieben, weil sie meinte, die wäre ungefährlich für mich …*

Eine 50-jährige Patientin schreibt zwei Jahre nach ihrer Meningeom-OP:

*Mein »aktueller« NC rät ebenfalls von allem, was den Hormonhaushalt beeinflusst, ab, weil er die genauen Wirkungen der jeweiligen Mittel eben nicht kennt. Ein vor ein paar Jahren zu genau der Frage konsultierter Endokrinologe hielt das mit den Hormonrezeptoren für ein Märchen und wollte mir … na was wohl … Hormonpräparate verordnen.*

Der Ehemann einer älteren Patientin, nach OP eines Gehirntumors, berichtet:

*In dieser Zeit hatte ich in einem US-Blog eine Studie über den Zusammenhang von Meningeom, Hormonen und Wechseljahren gefunden. Kein damaliger Chirurg/Neurologe konnte damit etwas anfangen (eine Ausnahme). Ein Neurochirurg empfahl bei einem stationären Aufenthalt meiner Frau in der Radiologie (Bestrahlung, so weit ich mich noch erinnere, 20 oder 25 Gy) eine Hormonbestimmung des damals entfernten Tumorgewebes vornehmen zu lassen. Der Prof. der Radiologie wollte zuerst nichts davon hören – weil er es ja nicht besser wusste –, gab aber unserem Drängen nach und ließ das Gewebe untersuchen. Der Befund kam zurück mit einem »stark Progesteron positiv«. Unser Entschluss damals war, auf Hormone (meine Frau war ja in den Wechseljahren) zu verzichten. Ach ja, selbst bei einem für Nebenwirkungen verantwortlichen Pharmaunternehmen (kein kleines Unternehmen) war der Zusammenhang damals nicht bekannt – meine Frau nahm ja bereits seit Jahren Ersatzhormone. Er hatte sich nach meinem Anruf schlaugemacht und mich später darüber informiert, dass ich recht hätte.*

Eine junge Patientin nach erfolgreicher Meningeom-Operation:

*Entweder hat das Weglassen der Hormone (man muss ja den Tumor nicht zusätzlich füttern) oder die Bestrahlung zu einem Stillstand geführt.*

Antwort einer älteren Meningeom-Patientin:

*Ich habe gerade zufällig deine Frage bezüglich Hormone gelesen. Ich kann nur aus eigener Erfahrung sagen. Finger weg von angeblichen sanften Hormonen. Ich bin zweimal an einem Falx-Meningeom operiert und 1x bestrahlt. 2008 habe ich von meinem Gynäkologen sogenannte körpereigene Hormone bekommen. Das Präparat heißt Duphaston, weil ich so unter starken Nachtschweiß gelitten habe. Bis dahin waren die verbliebenen Tumorzellen still, danach ist das Meningeom regelrecht explodiert. Obwohl ich meinen damaligen Gynäkologen auf meine Meningeom-OP hingewiesen habe, hat er mir versichert, es hätte keinen Einfluss drauf. Ich würde auf keinen Fall Hormone einnehmen. Das Risiko würde ich nicht eingehen.*

Antwort einer Patientin, deren Meningeom auf den Sehnerv gedrückt hat:

*Hallo, habe eben noch mal nachgeschaut: »Duphaston«, was du erhalten hast, ist ja Progesteron und ein ähnliches Präparat, das ich gerade von meinem Gynäkologen verschrieben bekommen habe (»Famenita«). Progesterone sind ja absout »tabu« bei Meningeomen. Sicherlich bräuchte ich Progesteron w/Gelbkörperschwäche, Follikelpersistenz, Zyklusstörungen, Dauerblutungen, Haarausfall, also schon schlimme Beschwerden, aber mein Augenlicht, das bei einer Einnahme von Progesteron durch dessen wachstumsfördernde Wirkung auf mein Meningeom ziemlich wahrscheinlich beeinträchtigt ist, ist mir wichtiger.«*

Eine andere Patientin schreibt dazu:

*Wurde denn nach Deiner OP des 1. Meningeoms geschaut, ob dieses Oberflächenrezeptoren für Progesteron enthält? Soviel ich weiß, kann man das auch noch nachträglich machen lassen? (Hormon-Rezeptor-Test) Habe übrigens gerade wieder einen Artikel im* Brainstorm *von Fr. Prof. Dr. Schick aus Münster gelesen, in dem sie definitiv vor einer Progesteroneinnahme warnt, da am Tumormaterial Rezeptoren für Progesteron in ca. 60 Prozent und selten auch für Östrogen nachgewiesen wurde.*

Noch ein weiterer Kommentar zum Thema Meningeom und Hormone:

*Hallo, Ihr Lieben, keine Panik auf der Titanic! Ich hab mal gegoogelt: Bei Duphaston handelt es sich NICHT um ein Progesteron-Präparat, sondern um ein »künstliches« Hormon, nämlich um Dydrogesteron. Bei Famenita handelt es sich zwar um ein echtes (bioidentisches) Progesteron, aber es kommt mir ziemlich stark dosiert vor. Nur wo explizit »Progesteron« draufsteht, ist auch Progesteron drin – das einzige menschliche (also bioidentische) Gestagen, das es gibt. Alle G. mit anderem Namen sind Erfindungen der Pharmaindustrie und haben nicht dieselbe Wirkung.*

Ältere Patientin nach Tumoroperation:

*Ich habe seit Jahrzehnten heftige Hormonstörungen und nehme seit ca. 1 Jahr bioidentische Hormone über die Haut ein. Die Dosierung ist extrem niedrig, und das Ergebnis wird alle 6 Monate mit einem Speicheltest kontrolliert. Mir geht es heute viel besser. Mein Arzt hat gesagt, JEDE Körperzelle hat Hormonrezeptoren, natürlich auch eine Tumorzelle. Das wäre normal und sollte kein Grund sein, die notwendigen (!) Hormone aus Angst wegzu-*

*lassen. Allerdings würde er mir niemals künstliche Hormone verschreiben, immer nur bioidentische. Die kann man einfach viel geringer dosieren. Vielleicht konnte ich Euch damit ein wenig weiterhelfen.*

Eine noch nicht am bestehenden Meningeom operierte, ältere Patientin schreibt:

*Ob bei Meningeomen ein Zusammenhang mit der Einnahme von Östrogen/Progesteron-Präparaten besteht, wird hier im Forum oft diskutiert, und Du wirst viele Beiträge dazu finden. Mir selbst wurde von einem erfahrenen Neurochirurgen bei der Erstdiagnose meines Meningeoms (2014) gesagt, ich solle sämtliche Hormonpräparate (auch pflanzliche) absetzen, da nicht auszuschließen ist, dass Meningeome Oberflächenrezeptoren für Östrogene bzw. Progesteron haben. Endgültig sicher kann man das natürlich nur durch eine Biopsie klären, die aber natürlich erst postoperativ durchgeführt wird. Ich selbst hatte vor meiner Meningeom-Diagnose auch wegen der Wechseljahresbeschwerden pflanzliche Hormone (Mönchspfeffer) eingenommen, die ich DIREKT nach der Diagnose abgesetzt habe wegen dem EVENTUELLEN Zusammenhang mit dem Meningeom. Leider habe ich seitdem zunehmende Wechseljahresbeschwerden und würde mittlerweile liebend gerne Hormonpräparate einnehmen, aber natürlich gehe ich dann das »Risiko« ein, dass das Meningeom »schneller« wächst. Es ist halt leider eine Abwägung: Leidensdruck durch die Wechseljahre oder eben: Risiko eines eventuellen schnelleren Wachstums des Meningeoms. Ich würde Dir auf jeden Fall raten, diese Frage dem Neurochirurgen zu stellen, den Du konsultierst, aus meiner Erfahrung heraus ist der Zusammenhang mit Hormonen und Meningeomen nicht überall bekannt. Wie gesagt: es MUSS ja auch keinen Zusammenhang geben, es KANN aber sein, d. h. Hormone sind ein »Risikofaktor« bei Meningeomen.*

Eine jüngere Patientin, kurz vor dem Eintritt der Wechseljahre, hat sich gut über dieses Thema informiert:

*Meningeome treten bei Frauen häufiger auf. Sie können Hormonrezeptoren aufweisen. Es gibt Frauen, bei denen in der Schwangerschaft, in den Wechseljahren und bei der Einnahme von Hormonen (»Pille«, Hormone gegen Beschwerden in den Wechseljahren) Meningeome entstanden oder größer wurden. Nach Abschluss dieser Hormonumstellung (Entbindung, Absetzen der Hormone, Ende der Wechseljahre) konnte mitunter bei diesen Frauen ein Wachstumsstopp oder eine Verkleinerung festgestellt werden. Es gab (gibt) in mehreren Ländern Studien zu diesem Zusammenhang zwischen Meningeomen und Hormonen, die eine Mitwirkung nicht ausschließen. Das Problem ist, dass meines Wissens noch keine Lösung für dieses Problem gefunden wurde. Tatsächlich kann erst nach einer OP, Teil-OP oder Biopsie des Meningeoms in der pathologischen Untersuchung des Zellmaterials festgestellt werden, ob Rezeptoren für Hormone vorhanden sind.*

Das ist alles andere als beruhigend. Ich beschließe, in Sachen Hormone noch einmal gründlich weiterzurecherchieren.

Nach meinem Besuch in München steht aber erst noch etwas anderes auf meinem Kalender: Ich fahre nach Frankfurt, zu meiner Verabschiedung aus dem Vorstand des Deutschen Akademikerinnenbundes. Vier Jahre konnte ich dort mitarbeiten. Mit meinem Tumorbefund und der darauffolgenden Operation ist aber auch damit Schluss. Gemäß meinem stillen, inneren Versprechen: weniger machen, ruhiger werden, leiser-treten. Immer noch bin ich angeschlagen, immer noch bin ich oft sehr müde, wackle an manchen Tagen ganz gewaltig durch die Gegend. Es ist alles noch nicht vorbei, es ist nicht richtig gut. Trotz aller Therapien: Craniosacral-Therapie, Physiotherapie, Yoga. An Golf, wie es mir die eine Patientin in der Teeküche nach ihrer Tumor-OP berichtet hat, ist noch nicht zu denken. Sicher, es gibt viel Schlimmeres. Schade war auf alle Fälle, dass ich auf der lange geplanten Danzig-Reise meines Rotary-Clubs nicht dabei sein konnte. Dass ich jetzt nicht nach Kanada zur Präsentation meines englischen Buches in Vancouver fliegen kann. Dabei hatte der Verlag schon so viele Termine organisiert, auch Vorträge in Ottawa und Toronto. So sehr mich das traurig stimmt, so sehr merke ich aber auch: Ist nicht, geht einfach nicht. Ich muss weiter kämpfen. Hier, an meiner Krebsfront. Meine Ungeduld verberge ich dabei geschickt. Aber sie nagt an mir, tief in meinem Innersten. Das kann doch alles einfach nicht wahr sein …

Im Sommer fahre ich wie jedes Jahr nach Mallorca. Es ist mein erster Urlaub nach der OP, und erstaunt stelle ich fest, dass mir beim Schwimmen überhaupt nicht schwindelig ist. Wegen der Quallen trage ich beim Schnorcheln im Meer einen leichten Neoprenanzug. Gucke aufmerksam, ob sich irgendwo Tentakel erkennen lassen. Aber im Wasser fühle ich mich wohl. Und erwäge schon eine »Geschlechtsumwandlung« zur Meerjungfrau.

Vor allem während meines Urlaubs gibt es immer mehr Augenblicke, während derer ich ohne Beeinträchtigung leben kann. Das ist doch was. Man wird ja bescheiden. Und mutig zugleich. Und so fasse ich erste Pläne: Im Oktober will ich zu meinem ersten Vortrag fahren. Nachdem seit Februar alle Termine gestrichen worden waren, ballen sich die Termine und Verpflichtungen jetzt wieder. Die nette und so hilfsbereite Carolin in München im Verlag hat ja erst mal für mich im Februar alles in diesen Herbst hinein verschoben. Das schien damals eine lange Zeit. Aber jetzt, da der Sommer vorüber ist, spüre ich ein Kribbeln im Bauch, und in mir kommt die Frage hoch: Werde ich das auch gut schaffen? Der Herbst kam nun doch sehr plötzlich. Aber dann denke ich »Los geht's!« und fahre im Oktober zu meinem ersten Termin nach Schwerin.

Wie gewohnt buche ich im Internet meine Zugreisen. Es geht danach noch nach Nördlingen, Augsburg, Krumbach, Tutzing, Kaiserslautern, Halle-Westfalen, Hanau und vor allem nach Paderborn, wo ich im Wintersemester wieder meinen Lehrauftrag wahrnehmen möchte. Was hatte ich mir noch im Krankenhaus geschworen? Weniger tun? Wirklich? Ruhiger werden? Zugegeben, diese geballte Saison ist das Ergebnis der zusammengeschobenen Termine des vorhergehenden Jahres. Aber nächstes Jahr? Werde ich es wirklich schaffen, weniger zu tun? Ich nehme es mir jetzt auf alle Fälle noch einmal fest vor. Dann kann ich immer noch sehen, wie es mir geht. Die Hoffnung, so heißt es ja zu Recht, stirbt zuletzt. Und ich habe Hoffnung, dass ich wieder ganz auf die Beine komme. Und dass das bisher festgestellte »minimale« Wachstum des Tumors minimal bleibt. Klein und überschaubar, mir keine Probleme macht und nicht weg muss, »wech«, wie es in Hamburg ja so schön heißt. Keine Operation mehr, nein, wirklich nicht mehr. Mir reicht es. Jetzt soll es endlich aufwärtsgehen, mir nur noch gut gehen. Diesen Satz antworte ich allen, die mitfühlend mit bedrücktem Gesichtsausdruck nachfragen: »Wie geht es Ihnen denn inzwischen?« – »Gut – was denn sonst …« Alle anderen Geschichten nerven, mich und sicher auch andere. Das ist im Deutschen nicht anders als im Englischen oder Spanischen. Auf »Wie geht's?«, »How are you?« und »Que tal« möchte keiner eine ehrliche Antwort. Und ich will es auch niemandem wirklich sagen.

Also auf nach Schwerin. Eine hübsche Stadt, wunderbar renoviert nach der Wende 1989. Sehr oft haben wir dort in meinen NDR-Jahren Klausuren abgehalten, sind mit den Rundfunkratsmitgliedern über den Schweriner See geschippert, haben im Landesfunkhaus schöne Feste gefeiert. Ich freue mich auf die Menschen dort, auch weil ich gespannt bin, wie sich die Stimmung in dem kleinen Bundesland mit den vielen neuen rechten Gruppierungen verändert hat. Dresden ist mir noch ganz frisch in Erinnerung, als Hunderte von Pegida-Anhängern die gerade angekommenen geflüchteten Frauen, Männer und Kinder beschimpft, bespuckt und bedroht haben. Wo die Polizei hilflos war, Nachschub anfordern musste und nur Tage später Angela Merkel ebenfalls wüst beschimpft wurde ob ihrer Flüchtlingspolitik. Was ist da los in den neuen Bundesländern?

Der Zuzug von Flüchtlingen in den beiden zurückliegenden Jahren hat den Anteil von Ausländern an der 1,1 Millionen starken Bevölkerung in Mecklenburg-Vorpommern um ganze 6,3 Prozent wachsen lassen und ist damit einer der geringsten im Vergleich aller Bundesländer. Mit einem Anteil von 0,6 Prozent Muslimen – verschwindend gering im Vergleich zu den 3,6 Millionen muslimischen Türken, die in Deutschland leben. Das alles geht mir durch den Kopf auf der knapp einstündigen Zugfahrt nach Schwerin.

Leider regnet es heftig, es wird also nichts mit meinem geplanten kleinen Ausflug zu Fuß durch die malerische Innenstadt. Ich bin ohne Stöcke angereist, die habe ich mutig zu Hause gelassen. Eingeladen bin ich zu einem Vortrag im Zuge einer Lehrerinnenfortbildung. Engagierte, selbstbewusste Frauen zwischen 29 und 45 Jahren. Mein Thema sind die Länder, in denen Frauen nichts wert sind, so jedenfalls der Wunsch der Veranstalterinnen. Es geht um Afghanistan, Indien, den Ostkongo. Diese drei Länder führen die UN-Liste der Länder der Welt an, in denen es am gefährlichsten ist, als Mädchen geboren zu werden. Die Zielvorgabe für die Lehrerinnen ist, diese Themen in den Unterricht von 16- bis 17-jährigen Schülern und Schülerinnen zu integrieren. Nach meinem Vortrag haben sich die Lehrerinnen in kleinen Arbeitsgruppen zusammengesetzt. Zu vorbereiteten Fragen Antworten gesucht und weiterführende Unterrichtspapiere entwickelt. Es war alles toll vorbereitet. Viele haben aufgrund der Zahlen, Daten und Fakten aus meinem Vortrag einfach nur den Kopf geschüttelt: »So schlimm ist das dort für Mädchen und Frauen?« Abends haben wir dann weiter diskutiert. In einer netten Kneipe nahe dem Veranstaltungsort.

Aber nicht nur über das Unrecht, das Frauen und Mädchen weltweit geschieht, haben wir an diesem Abend gesprochen. Auch eine andere Frage drängte sich auf und beschäftigte uns alle sehr: Wie sind wir, die Ostdeutschen und die Westdeutschen, eigentlich zusammengewachsen? Jetzt nach 27 Jahren Wiedervereinigung? Ist es gelungen, das gemeinsame Leben? Nein, ist es nicht, darüber waren wir uns am Ende des Abends dann leider einig. Und die Leiterin Diana Schlüter-Beck hat mir am kommenden Morgen Folgendes geschrieben:

*»Vielleicht spielt bei vielen Menschen hier auch die Erkenntnis eine Rolle, dass sie keine Biografie mehr haben dürfen. Sie, auch ich, haben in einem Staat gelebt, den es nicht mehr gibt. Ich in einem Staat, der als Diktatur, überlebt, rückständig … dargestellt wird, aber wir alle haben auch gelebt, hatten Freundschaften, Menschen, Erlebnisse, ein Leben, das nun nicht mehr wahr sein soll, wahr sein darf. Es war mehr Verdrängung als Aufarbeitung. Und Aufarbeitung braucht, denke ich, Abstand und Zeit, man war ja auch involviert und wurde manipuliert. Dann die Desillusionierung, Arbeitslosigkeit, alles brach weg, das ganze Leben geriet aus den Fugen. Man musste sich neu orientieren, neu erfinden, wieder aufrappeln und einen Weg finden. Die Enttäuschung über Vertrauensmissbrauch: Viele kamen zum Geschäftemachen und »Abzocken«. Gutgläubigkeit wurde z. T. hart bestraft. Der Vorwurf »Jammerossis«: Aber wie wäre es umgekehrt, wenn der »Wessi« hätte sich neu erfinden müssen? Man erlebte sich selbst*

*und sein Marktsystem als überlegen, brauchte sich ja auch nicht mit dem Neuen, dem anderen auseinanderzusetzen, da man auf der Sieger-, ja Sonnenseite stand. Der Vorwurf auf der anderen Seite »Besserwessi« hat auch leider seine Berechtigung: drei persönliche Beispiele: 1. Meine Mutti hat ihr ganzes Leben gearbeitet, als Einzelhandelskauffrau, musste sich dann von Verwandtschaft aus Hamburg sagen lassen, dass sie nun erst einmal arbeiten lernen würde, und das von einer Frau, die außer Hausfrau und Mutter sein (Ich will das nicht abwerten.) nie auch nur einen Finger gerührt hat. 2. Auf Beerdigung in Hamburg war auch Verwandtschaft aus Bayern da, Manager. Zur Lage im Osten kam die Meinung auf, dass Ossis flexibler sein müssten. Meine Antwort: Wie soll man flexibel sein in einer Gegend, in der alle Betriebe abgewickelt wurden, wo nichts mehr da war? Völkerwanderung Richtung Westen? Dazu muss man auch anmerken, dass Betriebe mit dem einzigen Ziel aufgekauft wurden, um Fördergelder abzuschöpfen und Marktanteile zu bekommen. Dann wurde ausgeschlachtet, entlassen und dichtgemacht. Ich hatte dann aber ein sehr intensives Gespräch mit dem Herrn. 3. Mit meiner Klasse bei der Bundeswehr auf POL&IS-Projekt. Der Jungoffizier aus dem Westen wollte mir doch in der Tat die Wende erklären, frei nach dem Motto: »Wir haben euch die Freiheit gebracht.« Waren es nicht unsere Menschen, die auf die Straße gegangen sind? Das ging mir gestern noch so durch den Kopf. Ich möchte Sie damit nicht nerven, aber vielleicht ist es ja ein Puzzleteil zum Verständnis. Deswegen ist das Sich-Wahrnehmen, Sich-Aufeinander-Einlassen, Ins-Gespräch-Kommen ohne Vorbehalte so wichtig.«*

Es war eine lange E-Mail, die ich mehrfach und betroffen gelesen habe. Die Lehrerin macht mit den anderen Kolleginnen jetzt Projekte in der Schule. Ihre Schüler, so erzählt sie, sind ja die bereits die zweite Generation nach der DDR. Ihre

Großeltern haben die Wende herbeigeführt. Und die Jugendlichen fragen sich: Wie war das eigentlich? Und: Welche Zukunft haben wir?

Die sächsische Integrationsministerin Petra Köpping von der SPD hat das Thema Ostbürger und Flüchtlinge schon lange vor den Bundestagswahlen für sich »entdeckt«. In einer der vielen Diskussionsrunden über die Integration der Flüchtlinge fragte ein ostdeutscher Zuhörer ganz direkt: »Warum integriert ihr nicht erst mal uns?« Da bleibt einem zwar die Luft weg – aber: Hat er nicht recht? Petra Köpping hat diesen Satz 2018 zum Titel ihres Buches gemacht.

Ihr und wir – das sind die entscheidenden Wörter. Bevor wir von einem »Wir« reden können, ist wohl noch viel zu tun. Vor allem zuhören. Einander ernst nehmen. Immer wieder habe ich die bitteren Bezeichnungen »Besserwessi« und »Jammerossi« gehört. Das bringt uns nicht weiter.

Dabei dürfen wir uns ruhig mal wieder die jüngere Geschichte, also nach dem Zweiten Weltkrieg, in Erinnerung rufen. In den 50er-Jahren kamen die Gastarbeiter aus Italien und Griechenland nach Deutschland. Weil sie Jobs suchten und hier fanden. Tausende sind geblieben, und ihre Kinder und Enkelkinder bereichern nicht nur gastronomisch unser Leben. Sind Chefredakteure wichtiger Zeitungen geworden, in der Politik engagiert, haben Führungspositionen in der Wirtschaft.

Oder der Bosnienkrieg. Wo Deutschland 200 000 Menschen – überwiegend Frauen – zuerst eine Duldung und später ein Bleiberecht erteilt hat. Auch von ihnen sind Tausende noch hier. Wer guckt da noch drauf und bemerkt eine Fremdheit? Oder die 2,7 Millionen Russlanddeutschen, die in den 90er-Jahren hier ankamen. Wo zwar heute einige sagen: Uns habt ihr kein Herzlich-Willkommen-Schild entgegengehalten. Das mag sein – aber viele unter ihnen sind inzwischen gut integriert. Und mehr noch: Ist es nicht ein schönes Zeichen, wenn es heute mehr und mehr Menschen in unserer Gesellschaft gibt, die diejenigen willkommen heißen, die hier ankommen? Die sich in unzähligen Initiativen und Helferkreisen einsetzen, damit die Integration vielleicht von vornherein gelingt? Hat sich vielleicht etwas verändert in unserem Land, weil manche von uns bereit sind, aus den Fehlern der Vergangenheit zu lernen?

Denn wahr ist auch: Integration ist ein langwieriger und schwieriger Prozess, und sie hat noch lange nicht für alle funktioniert. Denn auch unter den Russlanddeutschen gibt es welche, die am liebsten den TV-Sender der russischen Regierung »Russia Today« sehen. Und in Baden-Württemberg rechts gewählt haben. 3,6 Millionen türkischstämmige Bürger leben bei uns. Von denen 1,46 Millionen Deutschtürken, mit beiden Pässen ausgestattet und wohlgesichert, in Deutschlands Demokratie Erdogans Regime gewählt haben.

Wir sind also eine vielfältige Gesellschaft. In der wir einander anerkennen müssen in all unseren unterschiedlichen Positionen. Denn inzwischen sind auch die 10 Millionen Menschen mit Migrationsgeschichte alles andere als eine homogene Gruppe. Dabei wiederholt sich Geschichte: Auch mancher »frühe« Migrant sieht die, die nach ihm kommen, sehr kritisch und fühlt sich durch sie bedroht. Gegenwärtig durch die hier ankommenden Flüchtlinge. Es ist die Angst, es könnte einem etwas weggenommen werden, die die Menschen dann zu Hass und Ausgrenzung antreibt. Ein allzu bekanntes Gefühl, das sich durch die ganze Menschheitsgeschichte und durch alle Gesellschaftsschichten zieht.

Was wir aus meiner Sicht in Deutschland vor allem brauchen für ein friedvolles Miteinander, das ein »gemeinsam leben« ermöglicht: das ist ein Einwanderungsgesetz. Wie es schon der weitsichtige ehemalige Bundespräsident Richard von Weizsäcker forderte: Asyl für die, die verfolgt werden, und

Einwanderung für die, die wir brauchen können. Warum ist das so schwer auf den Weg zu bringen? Es ist ja jetzt immerhin für 2019 geplant.

Das sind Themen, die mich immer weiter bewegen, berühren. Mir nicht aus dem Kopf gehen – unabhängig davon, was da derzeit gerade innen drin in meinem Kopf los ist. Aber ich fühle mich »zurück in meinem Leben«. Vielleicht werden der Kopf und das darin wieder wachsende Meningeom ja bald wieder zur »Nebensache«. Davon träume ich.

# KAPITEL 6

## Das Meningeom wächst. Aber wenigstens hilft die Craniosacral-Therapie

Schon wenige Tage nach der Tumoroperation hat mich noch im Krankenhaus eine junge Physiotherapeutin begeistert. Nicht nur, dass sie mich aus dem Bett gelockt hat und mir alle Angst trotz des unglaublichen Schwindelgefühls genommen hat. Nein, einfühlsam und klug gelang es ihr, mir wieder Vertrauen in meinen Körper zu geben. Bis wir ja zum Schluss, wie schon erzählt, zum Soundtrack von *La La Land* so etwas Ähnliches wie »getanzt« haben. Schon damals fühlte ich bei den tanzenden Bewegungen weniger Schwindel. Liegt darin vielleicht die Lösung?

Mein Neurologe Dr. Theis hat mir schon vor dem Eingriff ans Herz gelegt, auch zu Hause intensiv Physiotherapie zu machen. Nur: wie soll ich einen guten Physiotherapeuten bzw. eine gute Physiotherapeutin finden? – Gar nicht so leicht, wie sich in den Wochen und Monaten nach der OP herausstellte.

Aber der Reihe nach: Nachdem ich, gerade wieder zu Hause, eine Absage meiner bewährten Yogalehrerin erhalten hatte: »Ich traue mich nicht, mit Dir Yoga zu machen, das ist zu gefährlich, ich brauche dazu eine Genehmigung Deines Operateurs«, habe ich ein wenig verzweifelt meine bewährte

Craniosacral-Therapeutin Margitta angerufen. Denn ich hing ziemlich in den Seilen. Nicht nur schwindelig war mir, vor allem steif und unbeweglich fühlte ich mich, mit Schmerzen im Nacken und im Schultergürtel. Immer wieder musste ich mich an den Wänden in der Wohnung abstützen. So konnte es nicht weitergehen. Alles Folgen dieses Eingriffs, klar. Aber Margitta war wie immer, wenn ich sie brauche, zur Stelle. Ich sollte mir nur vor der Behandlung eine Massagebank im Internet bestellen. Was sich schnell erledigen ließ. Bei ihrem ersten Hausbesuch breitete Margitta flugs ein Handtuch über der Liege aus, und schon legte ich meinen Kopf vertrauensvoll in ihre Hände. Die Craniosacral-Therapie hat mir früher auch schon oft geholfen, bei Migräne, Kopfschmerzen, Verspannungen. Und nie brauchte ich sie so nötig wie jetzt.

Ich will hier aber erst mal erklären, was das eigentlich ist: Craniosacral-Therapie – das Wort kommt aus dem Lateinischen und setzt sich aus »cranium« (der Schädel) und »sacral« (das Kreuzbein) zusammen. Es handelt sich also übersetzt um eine »Schädel-Kreuzbein-Therapie«. Entwickelt hat sich diese Behandlungsform aus der Osteopathie, einer komplementärmedizinischen Behandlungsform, die der US-amerikanische Arzt Dr. Andrew Taylor Still Ende des 19. Jahrhunderts begründet hat. Daraus gingen zunächst die kraniale Osteopathie und später die Craniosacral-Therapie hervor. Ihre Bedeutung erhielt sie im Wesentlichen durch den US-amerikanischen Osteopathen John E. Upledger und sein 1983 erschienenes *Lehrbuch der Craniosacralen Therapie.* Margitta erzählte mir, dass Upledger während einer Operation entdeckte, dass sich die Hirnhaut (Duralmembran) rhythmisch bewegt, je Minute etwa acht Mal. Ist dieser Rhythmus im Körper gestört, dann kann dies Krankheiten auslösen. Entsprechend trage die Wiederherstellung der rhythmischen Pulsation zur Heilung bei, indem sie die Vitalität erhöhe und die Selbstheilungskräfte des Körpers aktiviere. Am Anfang jeder craniosacralen Behandlung steht daher das Ertasten des craniosacralen Rhythmus. Da sich die rhythmischen Bewegungen des Gehirns und des Rückenmarks (der sog. Primäre Atemmechanismus) über fasziale Verbindungen auf die äußeren Gewebe und Knochen übertragen, lassen sie sich auch »von außen« erspüren und verändern. Die Craniosacral-Therapie ist also eine rein manuelle Therapie, bei der der Behandler mittels gezielter Handgriffe vorwiegend im Bereich des Schädels und Nackens, der Wirbelsäule und des Beckens, des Zwerchfells, des Zungenbeins, des Thorax und der Füße den Rhythmus der caraniosacralen Pulsation wiederherstellt und so zur Heilung beiträgt. Auch wenn es bislang nur wenige Studien zur Craniosacral-Therapie gibt und ihre Wirksamkeit wissenschaftlich nicht belegt ist – mir hilft sie. Und ich genieße die Behandlung der wunderbaren Margitta jedes Mal sehr. Schlafe schon nach den ersten Handgriffen tief ein. Wenn ich aufwache, muss ich erst mal wieder zu mir kommen. Langsam auf die Seite rollen, mich aufsetzen. Luft holen, geradeaus gucken – und das gelöste Gefühl im Kopf genießen. Eine typische Craniosacral-Therapiesitzung auf einer Behandlungsliege dauert etwa eine Stunde. Margitta arbeitet mit ihren Handflächen oder Fingern vorwiegend mit minimalen Zug- oder Druckkräften. Dabei geht sie entweder in die als physiologisch sinnvoll empfundene Richtung vor oder fühlt den Gewebespannungen nach, um diese zu reduzieren. Eine gute Therapeutin wie sie kann dabei den craniosacralen Rhythmus ertasten, erspüren – und, ganz wichtig: verändern.

Wissenschaftliche Studien zeigen, dass die Bewegungen und der Druck des »Nervenwassers« dynamisch auf die Druckverhältnisse im Körper reagieren. Dadurch kommt es zu charakteristischen puls- und atemsynchronen Änderungen. Es gibt aber auch viel Kritik an den manuellen Therapieformen, die der Alternativmedizin angehören. Anhänger der Schulmedizin bezweifeln einen echten Nutzen, da die Existenz einer im ganzen Körper wirksamen Liquorwelle sowie die Wirksamkeit der Craniosacral-Therapie naturwissenschaftlich nicht belegt werden könnten. Studien über die Wirksamkeit oder Wirkweise der Craniosacral-Therapie wurden in internationalen medizinischen Fachblättern aufgrund methodischer Mängel bisher als mangelhaft bewertet. Das stört mich aber jetzt überhaupt nicht. Wie so oft sind sich die Wissenschaftler nicht einig. Bekämpfen einander und machen sich gegenseitig schlecht. Für mich gilt jetzt subjektiv: Nach der Tumoroperation fühlt sich diese Therapie ganz wunderbar und heilend an. Genick, Hals und Schulterbereich sind entspannter. Und: Der Schwindel ist weniger stark. Aber er ist, auch nach vielen Monaten, weiter da …

Und so besuche ich auf der Suche nach weiteren Heilmethoden auch wieder das Hirntumorforum. Um mich mit anderen auszutauschen und mehr zu erfahren, über diesen lästigen und hartnäckigen Schwindel. Geht es anderen auch so wie mir? Und wie lange dauert es noch? Und so frage ich:

*Wer hat Erfahrungen mit Meningeom-OP? Wie lange danach war Ihnen schwindelig, torkelig, schwach?*

Die erste Antwort erhalte ich von V.:

*Guten Tag,*
*das hat bei mir ca. 8 Monate gedauert, obwohl die OP gut verlaufen ist (Olfactoris Meningeom, WHO I) und tritt immer noch gelegentlich auf. Ich nehme Vertigoheel, ein homöopathisches Mittel gegen Schwindel, was mir recht gut hilft. Auch regelmäßige Übungen auf meiner MFT Fit Disc trugen zur Verbesserung bei.*

*Ansonsten: Alles langsam angehen, viele Pausen machen, Mittagsschläfchen und abends früh ins Bett.*

*Gute Besserung!*

Ich bin sehr dankbar für diese Tipps und beschließe, das homöopathische Mittel auch bald auszuprobieren, und antworte V. direkt:

*Danke, lieber V. das macht Mut … und ich werde das mit dem homöopathischen Mittel probieren … bei mir war es auch ein Meningeom WHO I …*

*schönen Abend, ich gehe jetzt auch gleich ins Bett.*

Am nächsten Morgen finde ich eine weitere Antwort. D. hat mir geschrieben und berichtet von Wetterfühligkeit und insgesamt dem Gefühl, nicht mehr so leistungsfähig zu sein wie früher:

*Hallo,*
*ich bin jetzt 1 Jahr nach OP, hatte auch ein Meningeom WHO I, und es gibt gute und schlechtere Tage. Die Wetterfühligkeit habe ich nach der Operation wirklich unterschätzt, da ist mir oft schwindelig. Manchmal habe ich mir schon gewünscht, ich hätte lieber Kopfschmerzen bei Wetterwechsel ;-) aber das kann man sich leider nicht aussuchen. Ich denke, damit muss man sich wohl abfinden. Aber danke für den Tipp mit dem Mittelchen, das kann ich ja auch mal probieren. Richtig schwach war ich nach der OP ca. 3 Wochen, aber insgesamt bin ich nicht mehr ganz so belastbar wie vor der OP. Inzwischen kann ich aber auch damit ganz gut umgehen, man muss sich halt mal eine Pause zwischendurch gönnen. Am Ende meiner 40-Stunden-Woche bin ich einfach k. o., aber andere ohne OP sind das auch, von daher nehme ich mir freitags einfach nichts mehr vor.*

Auch darauf antworte ich direkt:

*Danke, D., für Deine Informationen. Wetterfühlig bin ich gar nicht, und mit dem Migräne-Prophylaxe-Mittel geht es mir richtig gut. Bis wie gesagt auf die Schwindel, vor allem wenn ich vom Boden weg in die Ferne sehe … und Pausen mache ich oft. Ganz unfreiwillig, wenn ich im Sitzen einfach einschlafe …*

*Dir weiterhin alles Gute.*

Es ist spannend und interessant zu lesen, wie es anderen nach so einem Eingriff geht:

*Hallo,*
*Schwindel hatte ich nach der OP keinen mehr oder nicht lange. Aber schwach war ich schon ca. 4 Monate. OP war im August, und Weihnachten rum ging es mir so weit ganz gut. Da ich neuropathische Schmerzen im Gesicht habe, kann ich leider nicht sagen, dass es mir da wieder super ging. Aber war o. k. Gerade geht es, ist ja ne andere Baustelle. 2 – 3 Monate war ich mehr oder weniger Pflegefall. Aber hatte auch ne 8-Stunden-OP mit 2 Wochen Intensivstation.*

*Liebe Grüße*

Und es scheint so, als wäre ich alles andere als allein, mit dem Schwindel und der verminderten Energie:

*Hallo, Ihr Lieben,*
*ich denk mal, dass es ganz darauf ankommt, an welcher Stelle (und wie groß) der Eingriff stattfand, welche »Steuerung« für welche körperliche Funktionen sich in den Hirnarealen befinden, welche u. U. mit davon betroffen sind/betroffen waren. Meine OP-Stelle ist vorn rechts frontal und bis heute habe ich nur Schwindel, wenn ich mich zu schnell bewege, insbesondere Richtungswechsel*

*(hoch – runter) oder gar Drehungen lasse ich lieber. An meine dauerhafte Müdigkeit habe ich mich inzwischen etwas gewöhnt und will dieser nicht mehr nachgeben, denn die kann durchaus mit meinem zu niedrigen Blutdruck zusammenhängen. Narbenschmerzen sind sehr selten geworden, aber halt meine Konzentration ist nach wie vor ziemlich lausig, da ich zudem noch extrem geräuschempfindlich und schnell ablenkbar bin. Soll heißen, dass ich mich noch immer schwer damit tue, etwas Angefangenes bis zu Ende zu bringen oder verschiedene Dinge mir nicht immer merken kann. Das nervt mich. Wer mich nicht richtig kennt, merkt nicht, dass mir was fehlt. Sie wissen ja auch nicht, wie gut ich vorher drauf war. Wie viel Energie, Spontanität und Merkfähigkeit ich hatte. Aber nun ist es halt so, und ich versuche das Beste jeden Tag daraus zu machen. Bestrahlung bekam ich nie, »nur« Temodal. Nervig fand ich damals den Druck, welchen ich in stressigen Situationen schnell unter der Narbe bekam. Irgendwie sammelte sich dann direkt Flüssigkeit unter der Narbe an. Heute ist das nur sehr sehr selten, ist aber auch schon 6 Jahre her … Yeahhh …*

*Ich wünsche euch alles Gute!*

So weit die Nachrichten aus dem Hirntumorforum. Es tut immer gut, zu lesen, wie es anderen geht. Das erdet mich und macht mich gelassen. Als ich das letzte Mal bei meinem Operateur war mit meinem Kontrollbefund in der Tasche, marschierte ich noch durch das UKE mit meinen Teleskopstöcken. Ich lehnte sie im Sekretariat gegen die Wand, und Prof. Westphal schaute kurz hoch: »Machen Sie schon wieder Sport?« Das war fünf Monate nach der Operation, und ich musste ziemlich grinsen ob dieses Kommentars: »Nein, mir ist leider immer noch so schwindelig, dass ich mit Stöcken sicherer gehen kann, vor allem längere Strecken.« Da erwähnte er dann erstmals die Möglichkeit eines Blutgerinnsels, das sich trotz aller Sorgfalt während der Operation gebildet haben könnte und mir jetzt auf dem Gleichgewichtsnerv diese Probleme bereitet. Ich hatte ja von dieser Möglichkeit schon bei einem Operierten im Hirntumorforum gelesen. Aber Prof. Westphal beruhigte mich: »Das löst sich auf, dann ist der Schwindel weg.« Sprach's und wandte sich wieder »seinem« operierten Meningeom zu. Dem Rest davon jedenfalls. Denn alles scheint nicht von seinem Skalpell erwischt worden zu sein.

Und jetzt wächst es doch tatsächlich weiter. Von sieben mal fünf mal sieben Millimeter im Frühsommer auf zehn mal sieben mal acht Millimeter jetzt im Herbst 2017. Also: das muss weg, denke ich. Prof. Westphal wird mir allerdings später in seinem Bericht raten, noch abzuwarten und eventuell über eine Bestrahlung nachzudenken. Der Neurologe Dr. Theis sieht das auch so. Ich finde all das nicht wirklich beruhigend. Und so mache ich mich jetzt auf, um eine »zweite Meinung« einzuholen, und fahre nach Essen zu Prof. N. Er führt im Internet die Liste der besonders erfolgreichen Neurochirurgen an. Also erst mal eine Mail an sein Sekretariat. Schon eine Woche später habe ich einen Termin in der Klinik. Vorher frage ich aber noch im Hirntumorchatroom nach:

*Dear all,*
*zu meinem großen Schrecken habe ich beim letzten MRT erfahren, dass genau an der OP-Stelle des letzten Meningeoms ein neues nachwächst. Im Mai waren es noch 7 mal 5 mal 7 Millimeter, jetzt im Oktober hat es sich verdoppelt auf 10 mal 7 mal 8 Millimeter. Wer hat Erfahrungen mit einer solchen Situation? Wer hat Erfahrungen mit Cyber-Knife oder Bestrahlung? Bin dankbar über Rückmeldungen,*
*herzlichst, Florpold*

*Hallo, Florpold,*
*habe die gleiche Erfahrung machen dürfen wie Du. Nach einer zweiten OP und anschließender Gamma-Knife-Behandlung der Tumorreste ist bei mir jetzt seit Jahren Ruhe. Du findest meinen Bericht, wenn Du nach meinem Namen googelst.*

*Beste Grüße*
*B.*

*Hallo, Florpold,*
*auch ich hatte 2008 meine erste Meningeom-OP, und urplötzlich wurde 2015 ein Rezidiv entdeckt! Das dann in einer großen OP entfernt wurde, und da der Knochen (bzw. das Palacos-Implantat, welches 2008 eingesetzt wurde) und weiterer Stirnknochen befallen war, bekam ich ein recht großes Titanimplantat eingesetzt!!!!*

*Leider haben die Ärzte unterschiedliche Infos über einen Resttumor, der Neurochirurg meinte, es sei noch ein kleiner Rest drin, da zu nah am Sehnerv! Der beteiligte Gesichtschirurg meint, das sei Narbengewebe!!! Im Dezember habe ich meine Kontrolluntersuchung, bin gespannt, was dann zu sehen ist! Mir wurde bei der ersten Nachuntersuchung von einer Protonenbestrahlung erzählt, bei der zweiten war dann keine Rede mehr davon! Ich wünsche dir alles Gute und hoffe, du bekommst gute Infos über weitere Behandlungsmethoden!*

*Viele herzliche Grüße, G.*

Ich antworte:

*Hallo, liebe E.,*
*danke für Deine Nachricht, das tut mir wirklich leid, dass das bei Dir so hü und hott gegangen ist. Jetzt drücke ich Dir die Daumen, dass bei der Kontrolluntersuchung nur gute Nachrichten rüberkommen! Ich bin am Donnerstag beim Neurologen, der Operateur aus dem UKE hat mir zudem geschrieben, dass er die Bilder*

*in aller Ruhe prüfen will, bin jetzt gespannt, was die sagen. In einem Brief vom Mai schrieb er jedenfalls, dass alles von dem Meningeom entfernt worden sei … Halte Dich auf dem Laufenden, schreibe mir auch, was bei Dir das Ergebnis war! Herzliche Grüße und toi toi toi*

*Hallo liebe Florpold,*
*vielen Dank für Deine lieben Worte, dass tut gut!! Ich drücke die Daumen für dich und hoffe Du bekommst gute Nachrichten am Donnerstag!!! Melde Dich gerne und dann tauschen wir uns weiter aus!*

*Viele herzliche Grüße und toi, toi, toi*

Das Klinikum in Essen ist ein ebenso großes Gebäudemonstrum wie das UKE in Hamburg: 7 950 Mitarbeiter, 1 700 Betten, 60 Gebäude und 53 000 Patienten im Jahr. Ich übernachte schon vorher in der Stadt und mache mich am nächsten Morgen eine Stunde vor dem vereinbarten Termin auf den Weg und in der Klinik auf die Suche nach der Neurochirurgie. Ziemlich verwinkelt alles, die 27 verschiedenen Kliniken und 24 Institute sind auf dem großen Gelände in alle Ecken verstreut. Aber dann: gefunden. Ein großes, freundliches und helles Gebäude. Ich bin fünfzehn Minuten vor dem verabredeten Termin im Vorzimmer. Werde höchst freundlich empfangen. Gebeten, der Dame meine DVDs mit den Bildern des Kopfes schon vorab zu geben, damit sie alles hochladen kann auf den Computer des Chefs. Im angenehmen und hellen Wartezimmer sitzt nur ein älteres Ehepaar, das sich liebevoll an den Händen hält. Wer von beiden ist wohl krank?, frage ich mich. Es ist nicht gleich zu erkennen. Aber die Fürsorge der beiden berührt mich. Zwei Minuten vor dem Termin bittet mich die Dame aus dem Vorzimmer in das Behandlungszimmer, und schon eine Minute danach kommt der Professor herein. Jung ist er, offen wirkt er. Er bittet mich an die Seite seines Tisches mit den großen Bildschirmen. Lässt sich in knappen Worten die Vorgeschichte erzählen. Und fragt mich als Erstes, wie ich ausgerechnet auf ihn gekommen sei. »Recherche einer Journalistin«, erkläre ich. Er lacht und wendet sich wieder den Bildern auf dem Bildschirm zu. Er habe volles Verständnis, dass ich eine zweite Meinung haben will, meint er noch, bevor er mit dem Millimetermaß am Bildschirm mein Meningeom vermisst. Um genauer zu sein: Beide Meningeome. Noch genauer: das alte und das nachgewachsene. Das kleine vorne an der Stirn und das operierte. Er rät mir zu einer Bestrahlung im Cyber-Knife-Zentrum und spricht sich gegen eine weitere Operation aus. Bevor ich mich von ihm verabschiede, kann ich mir eine Frage nicht verkneifen. Ich stelle sie inzwischen allen Ärzten, die mir Therapievorschläge machen: »Würden Sie mir das auch empfehlen, wenn ich Ihre Mutter wäre?« Ohne Zögern und lachend antwortet der Professor mit einem: »Ja, klar, auch dann.« Nach meinem Besuch wird er schreiben:

*Sehr geehrte Frau von Welser,*
*bezüglich des Planum-sphenoidale-Meningeoms (das ist das kleine), das aus meiner Sicht eher nicht wesentlich an Größe zugenommen hat, rate ich Ihnen aus neurochirurgischer Sicht eher zu einem abwartenden Verhalten. Bezüglich des Rezidivs des nun sehr kleinen petroclivalen Meningeoms sehe ich zum jetzigen Zeitpunkt auch keine sinnvolle Operationsindikation, da eine erneute Operation wahrscheinlich eher zu einer weiteren Morbidität (d. h. Krankheitshäufigkeit, MvW.) bei Ihnen führen würde. Vielmehr sehe ich hier die Indikation für eine strahlenchirurgische Behandlung, zum Beispiel mit einem Gamma-Knife, beziehungsweise in einem Cyber-Knife-Zentrum. Ich rate Ihnen, sich diesbezüglich entsprechend aufklären zu lassen, und denke, dass*

*eine Therapie des leicht größenprogredienten Rezidivs entsprechend sinnvoll und indiziert ist. Bei einer Größenzunahme des Meningeoms im Bereich des Planum sphenoidale, das Sie im Übrigen mit Kernspintomografien in 6- bis 12-monatigen Abständen kontrollieren lassen sollten, würde ich Ihnen dann selbstverständlich eine mikrochirurgische Operation anbieten.*

*Mit freundlichen Grüßen,*

*N.*

*Also, jetzt erst mal: Recherche zur Strahlentherapie, und eventuell Termine machen. Ich weiß bisher, dass es zwei Schulen gibt: Da ist einmal das Gamma-Knife, und dann das Cyber-Knife. Erst sehr viel später kommt die Protonen-Strahlentherapie ins Spiel. In »mein« Spiel. Dazu mehr erst am Ende des Buches … Eine junge Kollegin aus Halle an der Saale, Anja Walczak, hat mir als »Mutmacher« nach meiner Operation ihr Buch über ihre eigene Meningeom-Geschichte geschickt:* Feinde in meinem Kopf. *Sie schreibt im Begleitbrief an mich so nett und herzlich:*

*Ich möchte Ihnen eine Freude machen. Als ich Ihre Geschichte las, hat mich das sehr berührt. Es ist alles andere als selbstverständlich, sich nach solchen Diagnosen wieder aufzurappeln. Ich weiß, man kann Erkrankungen nicht weglachen, aber besser mit ihnen leben, wenn man lacht.*

In ihrem Buch berichtet sie auch ausführlich über ihre Strahlentherapie. 31 Tage lang, sechs Wochen, Bestrahlung mit dem Gamma-Knife. Fest verschraubt und maskiert, 15 Minuten lang. Allein die Schilderung macht mir Angst. Wenngleich es die begabte Schreiberin mit viel Humor schafft, dieses Erlebnis nicht so bedrohlich darzustellen, wie es mir schon beim Gedanken daran erscheint. Sicher, sie spürt die Strahlen nicht, sieht sie nicht. Es sind keine Laserschwerter. Aber Geräusche.

Ich stelle mir das so vor wie in der Röhre des MRT, und das ist schon ziemlich gruselig. Und ich hatte erst drei MRTs!

Die Unterschiede zwischen Gamma-Knife und Cyber-Knife werden dann aber auch noch mal in *Brainstorm*, der Zeitschrift der Deutschen Hirntumorhilfe, exakt beschrieben:

*Cyber-Knife bzw. Gamma-Knife sind beides Techniken, mit denen eine sogenannte radiochirurgische Behandlung durchgeführt werden kann. Radiochirurgie ist die präzise Applikation einer hohen Dosis in einer einzigen bzw. drei bis fünf Bestrahlungssitzungen auf ein klar definiertes Zielvolumen, das eine gewisse Größe nicht überschreiten darf. Während die Applikation der Bestrahlung beim Cyber-Knife durch einen kompakten Linearbeschleuniger, getragen von einem Roboter, erfolgt und durch Röntgen die exakte Position des Zielvolumens überwacht wird, verwendet das Gamma-Knife Gammastrahlung, die aus einem sogenannten Helm mit verschieden angeordneten Gammaquellen ebenfalls hochpräzise auf ein Zielvolumen gerichtet werden kann. Beide Methoden sind für die radiochirurgische Behandlung klar umschriebener Zielvolumina, besonders für die sogenannte Einzeitbestrahlung gleichermaßen gut geeignet.*

(Aus Ruge, Maximilian, in: »Patienten fragen, Experten antworten«, in: Deutsche Hirntumorhilfe e.V.: *Brainstorm – Neuroonkologische Informationen der Deutschen Hirntumorhilfe*, Ausgabe 18 (2017), S. 33–34.)

Nach der Recherche neige ich mich – zugegebenermaßen eher intuitiv – der Behandlung mittels Cyber-Knife zu. Prof. N in Essen scheint das auch zu bevorzugen. Vom Gamma-Knife sprach er als »dem ältesten Gerät«. Da werde in vielen kleinen Dosen bestrahlt. Im Gegensatz zum Cyber-Knife, das meist mit einer einmaligen Bestrahlung in hoher Dosierung auskommt. Er gibt mir noch den Rat, dass ich bei einem ersten

Gespräch in einem Bestrahlungszentrum unbedingt fragen sollte, wie oft das schon genau an dieser (meiner) Stelle gemacht worden sei. Jedenfalls nehme ich aus unserem Gespräch mit, dass ich mich bevorzugt mit dem Cyber-Knife für mein nachwachsendes Meningeom befassen sollte.

Eines der elf Cyber-Knife-Zentren in Deutschland befindet sich am Großklinikum Großhadern in München. Die Website ist höchst eindrucksvoll. Elegant und professionell. Da steckt viel Geld drin, denke ich mir. Und auch der Satz von Prof. N. fällt mir wieder ein: »Diese Zentren sind privat finanziert. Die Bestrahlung ist sehr teuer. Deshalb bevorzugen die Krankenkassen immer eine Gehirnoperation vor der Cyber-Knife-Bestrahlung.« Da sollte ich mich dann auch auf Auseinandersetzungen mit der Krankenkasse einstellen. Ich beschließe jetzt aber erst mal, direkt Kontakt mit dem Zentrum aufzunehmen, und tippe eine E-Mail:

*Ich interessiere mich für eine Cyber-Knife-Bestrahlung auf Empfehlung von Prof. N. vom Klinikum Essen. Welche Unterlagen benötigen Sie vor einem ersten Besprechungstermin?*

Ist doch eigentlich ganz simpel formuliert? Scheint aber nicht so anzukommen. Jedenfalls gehen zwar als Erstes alle meine MRT-DVDs per Einschreiben raus (nur zur Sicherheit …). Dann wollen sie noch ein Schreiben vom Operateur und dann noch eines vom Neurologen. Danach reiche ich die radiologischen Befunde ein, die begleitend zu den DVDs der ersten MRT-Untersuchungen geschrieben wurden. Aber das ist noch nicht alles: Sie brauchen den histologischen Befund des Meningeoms, und dann fehlen auch noch zwei Buchstaben auf einem Fax, sodass es erneut gesendet werden muss. Es klingt mühsam, es ist mühsam. Das Ganze zieht sich über sechs Wochen. Aber alles wird gut: Endlich, nach weiteren zwei Monaten, habe ich jetzt im Januar 2018 einen Vorstellungstermin … die sind wohl ziemlich ausgebucht. Ein gutes Zeichen? Vor meinem Gespräch solle ich noch zeitnah ein aktuelles MRT vom Kopf machen lassen. Dazu schickt das Cyber-Knife-Zentrum klare Richtlinien für die Radiologie: »Dünnschicht-MRT Schädel 1 mm Sequenzen, ohne und mit Kontrastmittel, alle Serien ohne Kippung, Datensatz im ›DICOM‹-Format auf CVD speichern.« Das Büro bestätigt mir dann noch einen Monat vorher per E-Mail den Termin. Also, auf nach München.

Ich kenne das Klinikum Großhadern ziemlich gut. Viele unserer Freunde waren dort schon zur Behandlung. Und ich erinnere mich noch an die vielen Gänge, Stockwerke, verschlungenen Wege. Also bin ich eine Stunde vor dem vereinbarten Termin am Haupteingang, schnappe mir einen Lageplan und mache mich auf die Suche. Als Erstes entdecke ich, dass das Zentrum nicht im Haupthaus liegt, sondern außerhalb. Es ist ein langer Weg, durch einen großen Garten, hinüber in weitere Gebäude, die anscheinend inzwischen auch vom Klinikum vereinnahmt wurden. Ein kalter Wind fegt über das Gelände. Der Schnee ist alt und dreckig. Ich kuschle mich in meinen warmen Mantel, ziehe das Tuch ein wenig fester über den Kopf. Es ist sauungemütlich. Nach einer Viertelstunde finde ich das Center, es ist nicht gerade sehr prominent ausgeschildert. Ich stelle mich freundlich am Tresen der beiden Damen vor und werde ziemlich harsch abgebügelt: »Sie sind ja viel zu früh, Sie können hier nicht warten, wir sind im Wartezimmer jetzt schon sehr voll. Sie müssen wieder raus hier. Draußen gibt es ein Café, kommen Sie erst wieder, wenn Ihr Termin ist.« »Zu früh«? »45 Minuten«? Und »im Wartezimmer ist kein Platz«? Ich schlage ziemlich verdattert noch vor, hier im großzügigen Gang auf einem Stuhl zu warten, schließlich sei ich extra aus Hamburg angereist. »Das geht auch nicht, Sie müssen jetzt erst mal wieder ganz raus hier.« Ich fasse es nicht. Würde am liebsten gleich wieder gehen … aber den mühevollen Papierkram in Erinnerung, die langwierige Terminvergabe … Nein, also gehe ich ins Café vorne an der U-Bahn, eines von diesen wenig einladenden Stehcafés, und warte. Mit Wut im Bauch. Ich gebe es zu. Ich fühle mich nicht gerade sehr nett behandelt.

Später erfahre ich vom leitenden Arzt, dass den Damen an der Rezeption an diesem Tag der Computer abgestürzt sei, alle Termine durcheinandergeraten wären und deshalb wohl alles so wenig zuvorkommend für mich abgelaufen sei. Na gut, Schwamm drüber.

Eine halbe Stunde später als vereinbart bittet mich der Facharzt in sein Zimmer. Großzügig ist es, schick möbliert. An der Wand gegenüber seinem Schreibtisch ist auf der gesamten Fläche die Projektion der Aufnahmen aus der MRT zu sehen. Vorher, nachher und jetzt aktuell. Beeindruckend. Ich bin gespannt, was er sagen wird. Er beginnt mit der für mich wichtigsten Aussage: Er sehe kein dramatisches Wachstum. Keine dringliche Indikation für eine ergänzende Radiochirurgie. Ich solle abwarten, in einem Jahr wiederkommen. Dann würde er sich das noch mal genau ansehen. Meine unvermeidliche »Mutterfrage« beantwortet er beruhigend: »Auch meiner Mutter würde ich diesen Rat geben, und wenn Sie unruhig werden, dann können Sie ja nach einem halben Jahr schon eine Kontroll-MRT machen lassen und es vom Neurologen oder vom Operateur beurteilen lassen.«

Ein wenig verwirrt bin ich dann doch nach all dem Hin und Her. Der eine Radiologe hält das Wachstum für »beunruhigend«, der Operateur sieht erst gar keines, dann ein »minimales«. Was mich aber am meisten beunruhigt: Woher kommt der Schwindel, denn der scheint allen ein Rätsel. Mir allmählich auch.

Wenige Tage nach meinem Besuch kommt der medizinische Bericht aus dem Münchner Cyber-Knife-Center:

*Sie beschreiben, dass Sie intermittierend noch eine deutliche Schwindelsymptomatik verspüren. Auf den zwischenzeitlich durchgeführten kernspintomografischen Kontrollaufnahmen zeigt sich ein sehr kleines Lokalrezidivwachstum petroclival mit einer minimalen Größenveränderung im Verlauf der letzten Monate. Aufgrund des kleinen Befundes sehen wir aktuell keine dringliche Indikation für eine ergänzende Radiochirurgie und haben in erster Linie zu einem abwartenden Verhalten und einer nächsten kernspintomografischen Kontrolle in einem Jahr geraten. Bezüglich des kleinen frontobasalen Meningeoms im Bereich des Planum sphenoidale lässt sich ebenfalls keine wesentliche Wachstumsaktivität nachweisen. Falls auch hier in Zukunft eine Wachstumsaktivität nachweisbar wäre, könnten wir ebenfalls in dieser Lokalisation eine radiochirurgische Cyber-Knife-Therapie alternativ zu einem erneuten operativen Eingriff anbieten.*

*Mit freundlichen Grüßen*
*Prof. N.*

Jetzt könnte jeder meinen: Ich bin happy, glücklich. Keine Bestrahlung, kein dramatisches Wachstum! Schwindel, ja, unverändert. Und doch bin ich alles andere als glücklich. Ich hatte eigentlich gehofft, dass die Ärzte in München einen Bestrahlungstermin festlegen, mich einbestellen und schwups – nach einem Tag ist alles vorbei. Das vordere Meningeom und die Reste am Hirnstamm, alles verschwunden. Und ich kann die Akten schließen. Aber stattdessen: wieder ein Jahr, oder wenn ich nervös werde, ein halbes Jahr warten. Wieder in diese furchtbare Röhre mit den außerirdischen Kampftönen. Mein lieber Mann will mich beruhigen, das geht aber nicht. Ich muss über das alles erst mal schlafen. Den Kriegsschauplatz vielleicht verlegen. Das Thema Schwindel gründlich angehen. Recherchieren. Ist schließlich Teil meines Berufes. Den Kopf vergessen. Zur Seite legen. Im wahrsten Sinn des Wortes. Aber das alles ist so ganz gegen mein Naturell: Ich will ein Problem anpacken, lösen. Nichts verdrängen. Vielleicht muss ich mal wieder in den Hamburger Mariendom gehen. Nachdenken, Ruhe finden. Eine neue Strategie? Oder einfach mal: abwarten? Fällt mir schwer. Es geht aber nicht anders.

Darum dann zur Ablenkung: der intensive Blick nach »draußen«: Denn auch ein anderer Prozess geht im Herbst/Winter 2017/2018 nur sehr schleppend voran. Die Bundestagswahl ergab doch ziemlich beunruhigende Ergebnisse und im Nachgang nahezu unerträglich langwierige Koalitionsverhandlungen. Zwar wird die Union stärkste Kraft mit 32,9 Prozent der Stimmen. Aber drittstärkste Kraft im künftigen Bundestag wird die AfD mit 12,6 Prozent. Die SPD mit Martin Schulz an der Spitze rutscht auf bittere 20,5 Prozent ab ... Linke und Grüne können leicht zulegen. Dann beginnen die Koalitionsverhandlungen. Als sich Angela Merkel mit den Grünen und der FDP zusammensetzt, habe ich, wie so viele andere, gedacht: Das geht jetzt ganz schnell, und dann haben wir wieder eine Regierung. Von wegen. Nach einer weiteren Verhandlungsnacht im November (zwei Monate nach der Wahl) tritt dann der FDP-Vorsitzende Christian Lindner vor die Kameras und Mikrofone und erklärt: Er verhandle nicht mehr weiter. Er und seine FDP seien nicht mehr dabei. Uff, da waren wir alle in Deutschland ziemlich platt. Am kommenden Montag haben wir dann auch sofort unter dem Rubrum »Aktuell« im Rotary-Club das Scheitern der Koalitionsverhandlungen diskutiert – und vor allem die Frage gestellt: Was jetzt? Die SPD hatte ja vehement verneint, mit Angela Merkel und ihrer CDU/CSU wieder eine Regierung zu bilden. Warum nur traut sich Frau Merkel nicht eine Minderheitsregierung zu bilden? Sich für jedes Gesetz im Parlament eine Mehrheit zu erkämpfen? Das wäre meiner Meinung nach wirklich demokratisch. Da mischt sich Bundespräsident Frank-Walter Steinmeier ein und erreicht, dass »seine SPD« dann doch noch verhandelt und es erneut zu einer großen Koalition kommt.

Ich freue mich zwar, als ich in den 187 Seiten des neuen Koalitionsvertrages ein Versprechen finde: Deutschland soll endlich ein Einwanderungsgesetz bekommen. Gerade vor dem Hintergrund der Flüchtlingsdiskussion wäre das meiner Meinung nach sehr hilfreich und ein wichtiges Zeichen an die Bürger. Zwar gibt es seit 13 Jahren schon das »Gesetz zur Steuerung und Begrenzung der Zuwanderung«. Doch das hat nur wenige Türen für Arbeitssuchende geöffnet. Obwohl auch die Union bei diesem Thema in die politische Mitte gerückt ist. Aber immer noch bremsen starre Asylregeln die Integration. Dazu kommen Bestimmungen, die das Schicksal von Asylbewerbern dem Gutdünken von Ausländerbehörden überlassen. Hier muss dringend ein ordentliches Gesetz her. Eines, das nach außen die Botschaft sendet: Einwanderer haben in Deutschland eine Chance. Außerdem muss damit auch das Grundrecht auf Asyl entlastet werden. Immer wieder fällt mir dabei der Satz des ehemaligen Bundespräsidenten Richard von Weizsäcker während seiner Abschiedsrede vor der Bundesversammlung in Berlin am 1. Juli 1994 ein: »Wir brauchen neue Regelungen für Einwanderung und Staatsangehörigkeit, aber natürlich nicht, um unsere Tore für die Wanderer aus aller Welt unbegrenzt zu öffnen, sondern um die Zuwanderung gemäß den Interessen und Verpflichtungen unseres Landes zu steuern. Dann wird die Einwanderung zu einer sinnvollen Vorsorge für die Zukunft.«

Ich fürchte nur, dass das Thema »Einwanderungsgesetz« weit nach unten auf der To-do-Liste der neuen Regierung gerückt ist. Vielmehr streiten sie schon wieder und unverändert heftig über die Flüchtlingsfrage. Seehofer gegen Merkel, Obergrenze contra Transitzentren. Grenzen zu oder auf für alle

Zeiten – oder Abweisung für die bereits nach dem Dublin-Abkommen registrierten Asylbewerber? Kurz sieht es danach aus, als würde diese Regierung schon scheitern, bevor sie überhaupt angefangen hat zu arbeiten. Dabei kommen jetzt, Anfang des Jahres 2018, pro Monat gerade mal 1 500 Menschen ins Land, die einen Asylantrag stellen. Endlich erhebt auch die Kirche ihre Stimme. Endlich, weil man den Kirchen zu Recht vorgeworfen hat, sie hätten während des Dritten Reiches alles geschehen lassen und nichts gesagt. Der Münchner Kardinal Reinhard Marx kritisiert vehement die Behandlung von Flüchtlingen in den bayerischen Transitzentren. Er spricht sich klar und deutlich für den Familiennachzug aus. Dieser ergebe sich aus dem Grundgesetz und der Genfer Flüchtlingskonvention. Er fordert nachdrücklich, dass Flüchtlinge menschenwürdig zu behandeln seien. Und spricht mir aus dem Herzen: »Da kann ein reiches Land wie unseres, glaube ich, anderes tun als das, was da geschieht.«

Insgesamt ist die Zahl der Flüchtlinge, die es im Winter 2017/2018 über das Mittelmeer schaffen, um 29 Prozent gesunken. Meine Angst allerdings ist, dass die Zahl der aus Schwarzafrika Geflüchteten nicht einfach abgenommen hat, sondern die Mehrzahl von ihnen im Norden Afrikas in den Maghrebländern auf eine Chance wartet, in ein Boot zu springen. Es ist nicht vorbei. Auch wenn wir uns in Deutschland gerade zufrieden zurücklehnen, weil Libyen, Marokko, Algerien und Tunesien die Küsten dicht machen. Wir regen uns zu Recht auf, wenn ein syrischer Flüchtling um die Jahreswende seine Freundin in Reutlingen mit einem Dönermesser umbringt, wenn der abgelehnte Asylbewerber aus Ghana eine Camperin in der Nähe von Bonn vergewaltigt oder ein angeblich 15-jähriger Afghane seine Exfreundin in einem Drogeriemarkt im rheinland-pfälzischen Kandel erstochen haben soll. So furchtbar aber diese Taten sind, so ist es für mich unerträglich, wie sie benutzt werden, um die Debatte über alle Flüchtlinge – Frauen, Kinder, alte Menschen, junge Männer mit den besten Absichten – anzuheizen und Stimmung zu machen gegen die Geflüchteten.

Es sind wichtige Fragen, die wir uns stellen müssen: Wer kommt da zu uns? Mit welchem Hintergrund kommen die Menschen aus Syrien, Afghanistan oder vom Balkan? Ich recherchiere und stoße auf eine spannende und erhellende Untersuchung des erfahrenen Kriminologen Christian Pfeiffer aus Hannover: Demnach sind junge Männer, unabhängig von ihrer Herkunft, immer die größte Gruppe unter den Kriminellen. So sind logischerweise die geflüchteten jungen Männer nicht krimineller als die deutschen Jugendlichen. Laut Statistik eher im Gegenteil! Aber die Amris und Alis, die jetzt durch die Schlagzeilen geistern, sind den Rechten und AfD-Funktionären nur recht, um ihre Weltsicht zu bestätigen. Und auch einige Medien sind ganz vorne mit dabei. Es schüttelt mich.

Ein anderer Krisenpunkt ist wie so oft: Israel. Als US-Präsident Trump zur Jahreswende Jerusalem als Hauptstadt Israels anerkennt, ahne ich weitere bittere Auseinandersetzungen zwischen Israelis und Palästinensern, zwischen der Hamas und Al Fatah. Zu oft habe ich dort schon für mein früheres Magazin *ML Mona Lisa* Reportagen gedreht. Israel inmitten der arabischen Staaten im Nahen Osten ist und bleibt der Brennpunkt dieser Region. Im wahrsten Sinne des Wortes kommen da wohl turbulente Zeiten auf uns zu.

## KAPITEL 7

# Keiner kann es erklären: Auf Skiern bin ich schwindelfrei

Jetzt ist es ein Jahr her, dass ich operiert wurde. Dass man mir den Tumor entfernt hat. Ein Jahr, in dem ich mühevoll um meine alte Verfassung und Kondition gekämpft habe. Denn: Es ist noch nicht vorbei. Dass nicht der gesamte Tumor herausoperiert werden konnte, vielleicht nur eine einzige Zelle zurückblieb, damit finde ich mich jetzt langsam ab. Ich kann es ohnehin nicht ändern. So wird jetzt eine neue Philosophie für den Alltag entwickelt: Ich beschließe, dass es mir nur noch gut geht. Aber der Schwindel nervt mich unglaublich, denn er schränkt mich doch nach wie vor sehr stark ein. Auch Feng Luo, der TCM-Arzt aus München, hat keine Erklärung. Er hofft einfach immer nur, dass sich mit seiner Behandlung die Symptome verringern. Die Ursache für den Schwindel bleibt dabei unklar. Weder der Neurologe Dr. Theis, der Operateur Prof. Westphal, Professor N. oder meine Physiotherapeuten konnten mir den Grund für meinen Schwindel nennen. Also beschließe ich, mich jetzt selbst schlauzumachen. Ich »höre« erst mal in mich hinein und komme zu dem Ergebnis, dass ich weder im Liegen, Sitzen oder jetzt auch nicht mehr beim Fahrradfahren ein Schwindelgefühl verspüre. Sondern nur beim Gehen. Dabei gehe ich so gerne spazieren, will mich diszipliniert an die mindestens 30 Minuten halten, die man in meinem Alter gehen sollte. Oder 10 000 Schritte tun …

Die erste Information, die ich zum Thema finde, klingt fast unglaublich: Es gibt 150 verschiedene Arten von Schwindel. 150! Und welche habe ich erwischt? Die häufigsten Erscheinungen sind Drehschwindel, Schwankschwindel, Benommenheitsschwindel und Dauerschwindel. Schwindel ist keine Krankheitseinheit, lerne ich, sondern umfasst multisensorische und sensomotorische Syndrome unterschiedlichster Herkunft und Art. Auf mich trifft zu, dass ich den Schwindel oft so erlebe, als würde ich »unsicher durch den Raum gehen«. Diese Gangunsicherheit hält meist nur so lange an, wie ich gehe. Erfreulicherweise ist mir dabei nie übel, geschweige denn, dass ich mich erbrechen muss. Auf den medizinischen Seiten im Internet lese ich zu diesem »Gangschwindel«, dass in den meisten Fällen eine sogenannte Polyneuropathie, eine Nervenerkrankung, dahintersteckt. Der Fachausdruck für meine Form des Schwindels lautet: Bilaterale Vestibulopathie.

Wie ist der Schwindel entstanden? Mein Laienverstand sagt mir: klar, durch die Operation. Da ist vielleicht an den vielen eng zusammen liegenden Nerven etwas am Gleichgewichtsorgan verletzt worden. Der Operateur sieht das nicht so. Auch verständlich. Wobei es ohne Frage ein Kunststück war, an dieser Stelle ohne sonstige weitere Folgeerscheinungen meinen Tumor zu entfernen. Wenn ich weiter in diese Thematik einsteige, komme ich immer mehr zu dem Ergebnis, dass es das Gleichgewicht sein muss. Es werden zwar auch noch Erkrankungen des Gleichgewichtsorgans im Innenohr, Gehirnerkrankungen wie zum Beispiel Gehirntumore oder Erkrankungen der Gleichgewichtsnerven und Rückenmarkserkrankungen für den Schwindel als verantwortlich angeführt. Aber mir wird immer klarer: Das, was ich erlebe, ist – im normalen Sprachgebrauch – »einfach nur« ein Gangschwindel.

Hier eine genaue Beschreibung dieses Krankheitsbildes, die ich auf der Internetseite eines Düsseldorfer Schwindelexperten finde: »Bei dieser Schwindelform handelt es sich um eine Erkrankung oder nachlassende Funktion beider Gleichgewichtsorgane. Dies ist bis zu einem gewissen Ausmaß im hohen Alter häufig anzutreffen und somit Teil des Alterungsprozesses. Der Schwindel tritt nicht in Ruhe, sondern nur bei Bewegungen des Kopfes oder beim Stehen oder Gehen auf. Im Liegen oder Sitzen besteht demgegenüber kein Schwindel. Erklären kann man sich dieses Phänomen dadurch, dass der ›Computer Gehirn‹ die drei Komponenten, die zum Gleichgewicht beitragen, nämlich Information des Sehens, der Lageempfindung aus den Muskeln und Gelenken und der Gleichgewichtsorgane nicht ausreichend schnell verarbeiten kann. Die Verarbeitungsgeschwindigkeit der Informationen reicht in Ruhe aus, und es entsteht kein Schwindel. Eine ähnliche Problematik tritt auf, wenn nicht das Gleichgewichtsorgan, aber das Gehirn insgesamt erkrankt ist, beispielsweise im Rahmen von Schlaganfällen, Mikroangiopathie (Schlaganfälle der kleinsten Gehirngefäße) oder Verminderung des Gehirnvolumens (Gehirnatrophie). Medikamente helfen hier nicht. Besserung kann jedoch durch kontinuierliches Gleichgewichts- und Gangtraining herbeigeführt werden.« (https://www.neuroconsil.de/schwindel/)

So, das ist es wohl. Ein Gangschwindel ist nicht heilbar, das ergibt sich für mich nach mehreren Tagen Recherche aus den medizinischen Texten im Internet. Meinem Neurologen schicke ich meine geballten Erkenntnisse per E-Mail zu – und er rät mir in seiner Antwort vor allem zu Gleichgewichtstraining. Weitermachen mit der Physiotherapie. Intensives Gangtraining. Okay, das mache ich ja schon die ganze Zeit, denke ich mir. So lange, bis es mir »ganz oben« steht. Bis es mich einfach so langweilt, nervt, und ja: deprimiert. Dabei gewinnt nun auch ein geheimer Wunsch, mein Traum, immer mehr an Gestalt: Skifahren. Ich fahre leidenschaftlich gerne Ski. Und ich bin jetzt fest entschlossen, es wieder zu probieren. Wenn der erste Schnee in den Alpen liegt. Schon im Krankenhaus, in den langen, endlosen Nächten, »wachträumte« ich von Pulverschnee und sonnigen Skihängen, vom Rauschen der Ski auf einer weiten Piste. Jetzt ist Winter. Genügend Schnee in den Bergen. Also: Hotel buchen, Flüge organisieren, den Zug hinauf von Zürich an den Arlberg raussuchen. Und: am besten niemandem vorher etwas verraten. Die Freunde würden wahrscheinlich alle die Hände über dem Kopf zusammenschlagen. Einzig und allein mein lieber Mann hat Verständnis, wenn auch ein bisschen Angst: »Was machst Du mit Deinem Schwindel auf Ski? Wenn Du nicht mehr oben und unten unterscheiden kannst?« Ich beruhige ihn. Dass ich erst mal, bevor ich mir überhaupt eine Tageskarte kaufe, mit den Ski an den Babyhang gehe und dort teste, was mein Schwindel mit mir auf Ski macht.

Landung in Zürich. Der Flughafen ist mir nach vielen Reisen vertraut. Mit meinem Rollkoffer, dem Rucksack samt Laptop und dem Skischuhsack geht es hinunter zur S-Bahn. Ich merke, dass ich nicht gut schwer tragen kann. Das drückt im Genick, tut weh. Also Rucksack plus Schuhsack drauf auf den Rollkoffer. Was für eine geniale Erfindung. Ich bin mir sicher, in einigen Jahrhunderten werden die Schüler in der Schule lernen: Das war die Generation der Rollkofferreisenden …

Am Züricher Hauptbahnhof steht schon der Arlberg-Express bereit. Ich kann es gar nicht mehr erwarten, bis ich oben bin in Zürs. Die Landschaft zieht an mir vorüber, ab dem Montafon ist alles zauberhaft verschneit. Dazu beginnt ein wildes Schneetreiben. Meine ersten Skiversuche nach der Operation werden dann wohl nichts werden. Denn schon im Jägerwinkel, bei meinen ersten Exkursionen mit Stöcken, hat der Schneefall um mich herum meinen Gehschwindel im Kopf nur noch verstärkt. Doppel-Schwindel-Wirbel. Das will ich nicht noch mal erleben. Also jetzt erst mal: ins Hotel, auspacken – und doch vielleicht schon einen ersten Versuch wagen? Draußen liegt herrlicher Pulverschnee, und der nahe, kleine Babyhang ist doch auch im Schneetreiben zu bewältigen, oder? Damit ich endlich weiß, ob das Skifahren geht. Morgen, wenn die Sonne scheint.

Die geliehenen Ski auf der Schulter, die beiden Stöcke rechts, die Skischuhe noch nicht komplett verschlossen. So mache ich mich auf den kurzen Weg zum Babyhang. Sicht? Eher wenig. Eine Mischung aus Nebel und leichtem Schneetreiben. Mein Herz klopft heftig. Wird es gehen? Werde ich Ski fahren können? Vor mir am Hang liegt ein verlockender, flockig leichter Pulverschnee. Unter meinen Füßen knirscht es auf dem Weg dorthin. »Mauskniehochtief«, wie wir lachend eine solche Schneelage früher beschrieben haben. Mit Schwung werfe ich die Ski auf die Piste, klicke mich ein in die auf mein Gewicht präzise eingestellte Bindung und gehe jetzt erst mal ein paar Meter bergauf. Geht doch, denke ich glücklich. Im Trepperlschritt nach oben. Zwei, drei Schwünge will ich probieren. Dann werde ich ja spüren, wie das ist, mit meinem Gehschwindel, den Skischwüngen und mir. Es ist niemand unterwegs. Verständlich – bei der Sicht. Mir aber ist das sehr recht.

Ich schiebe mich oben ein wenig an, Schwung muss man schon haben für einen »Schwung«. Und tatsächlich, ich gleite über den Schnee. Kaum zu glauben. Es schwingt sich ganz schwindelfrei. Ich fühle mich wie bei den Tanzbewegungen mit der Physiotherapeutin in der Klinik. Vorsichtig fahre ich den kurzen Hang hinunter. Tränen kommen. Glückstränen. Skifahren geht … da ist der Schwindel wirklich »verschwunden«. Später werden mir mein Neurologe Dr. Theis, Professor N. und auch der Operateur Professor Westphal jeweils ungläubig zuhören, wenn ich von meinen ersten Skitagen knapp ein

Jahr nach der Tumoroperation erzähle. Sie können sich das alle nicht erklären und sind: sprachlos.

Sicher, ich bin erst mal ganz vorsichtig. Muss auch wieder zu mir selbst Vertrauen finden. Zur Sicherheit habe ich mir einen Skilehrer gesucht, der mich auf der Piste begleitet. Gernot ist sehr nett und einfühlsam, und so geht alles wunderbar am ersten Tag. Ich habe ihm offen von meiner Operation berichtet, von meinem Schwindel und auch von meiner Angst, dass ich mich überfordern könnte. Jetzt hinter Gernot, traue ich mich dann doch hinauf zum Zürser See und nachmittags hinüber zum Hexenboden. Mit jedem schwindelfreien Schwung kommt mehr Freude auf, dazu das Sicherheitsgefühl und vor allem die wohl tief in meinem Körper abgespeicherten Skibewegungen – schließlich stand ich seit meinem 5. Lebensjahr auf Ski. Nach drei Tagen Sonne und Pulverschnee (es ist fast wie im Kitschroman) packe ich meine Sachen und fliege vollkommen euphorisch wieder nach Hause. Wenn mir beim Skifahren nicht schwindelig ist – dann wird das doch auch beim Gehen irgendwann wieder werden? Fleißig Gangtraining, Gleichgewichtstraining. Jeden Tag auf die Wackelplatte, versuchen, auf dem Strich zu gehen, und raus aus dem Haus und an die Alster runter. Die Tage im Schnee haben mir meine Zuversicht zurückgegeben. Meinen Schwung neu aktiviert. Nicht aufgeben und immer weiter. Getreu meiner Devise: »Ich habe beschlossen, dass es mir nur noch gut geht.«

Das »neue Jahr« beginnt nach dem chinesischen Kalender erst am 16. Februar. Es ist das »Jahr des Hundes«. Da ich 1946 geboren wurde, ist dies auch mein chinesisches Tierkreiszeichen. Überall ist zu lesen, dass es für die Hunde ein gutes Jahr werden würde, aber auch ein anstrengendes. Netterweise schreiben die Kenner der chinesischen Astrologie auch noch, dass es einfach sinnlos sei für den Hund, sein Leben zu planen oder beispielsweise Waren auf Vorrat zu kaufen. Dabei aber sei es eine besonders günstige Zeit für neue Erfindungen. Vielleicht ja auch für die Erfindung einer neuen inneren Ausrichtung? Denn andere, gar technische Erfindungen liegen mir zugegebenermaßen nicht so. Auch sollen alle Unternehmungen des Hundes in diesem Jahr erfolgreich sein. Das klingt doch schon recht gut. »Schau mer mal«, denke ich mir und wende mich mit Begeisterung den Ideen der SPD-Politikerin Gesine Schwan zu. Im *Hamburger Abendblatt* lese ich ihre Gedanken zur Integration: »Wir brauchen eine warmherzige Integration von geflüchteten Menschen durch die Bürgergesellschaft.« Sie setzt auf das Engagement in den einzelnen Städten und Kommunen. Nicht mehr die nationalen Regierungen sollen über die Anzahl der aufzunehmenden Flüchtlinge entscheiden. Gesine Schwan, die ehemalige Bundespräsidentenkandidatin, denkt dabei europäisch. Ihr schwebt ein europäischer Fonds vor, für den sich dann einzelne Städte und Gemeinden aus den Ländern bewerben können. So ließe sich »aus der Last eine Chance« machen. Etwa für strukturschwache Landkreise, die auf diese Weise von Zuwanderung profitieren könnten. Schon heute gibt es leider zahlreiche Kommunen in Europa, die wie ausgestorben sind und sich von der Zuwanderung einen Entwicklungsschub versprechen würden. Sie formulierte ihre Ideen in meiner Heimatstadt Hamburg, wo in den Erstaufnahmen zu Beginn dieses Jahres knapp 4000 Menschen, in den 122 Folgeunterkünften rund 31 800 Geflüchtete Aufnahme gefunden haben.

Unterdessen fliehen die Menschen auch zu Beginn des Jahres 2018 unverändert nach Europa. Denn in Syrien und nun auch wieder im Nordirak herrscht Krieg. Aber auch in Afghanistan und Pakistan sammeln die Menschen ihre letzten Geldmittel, um die Schleuser für eine Flucht zu bezahlen. Und: Die Balkanroute, die eigentlich seit dem Frühjahr 2016 geschlossen ist, wird immer noch stark frequentiert. Die Geflüchteten sind dort zwar nicht mehr so sichtbar wie früher, so ist in der *Süddeutschen Zeitung* zu lesen, aber es kommen immer noch Zehntausende auf diesem Weg zu uns. In der serbischen Hauptstadt Belgrad koordiniert eine Hilfsorganisation die dringend notwendige Hilfe für die Vergessenen und Verdrängten. Für diejenigen, die aus Bulgarien oder Mazedonien in das Land kommen, aber nur eines im Sinn haben: weiterzuziehen durch Ungarn oder Kroatien. Der Chef der Organisation hat auch eine Preisliste der Schlepper in der Hand: 3000 Euro kostet es von Serbien nach Deutschland. 7000 Euro nach Frankreich und 12000 Euro nach Großbritannien. In Serbien selbst will keiner bleiben. Erwischen aber die Grenzschützer in Ungarn oder Kroatien einen Geflüchteten, dann wird er sofort wieder zurückgeschickt. Serbien, so ist zu lesen, sei inzwischen ein Sammelbecken und oft genug eine Sackgasse für die Geflüchteten auf der Balkanroute. Der Chef der Organisation schätzt, dass derzeit 6000 Menschen in verlassenen Lagerhallen und um den Park rund um den Belgrader Busbahnhof herum campieren. 30 Kilometer von Belgrad entstand ein neues Flüchtlingslager für 500 Menschen. Aber: Belgrad ist und bleibt eine Durchgangsstation. Alle wollen weiter. Was den Schlepperbanden nur recht ist. Sie leben gut von den Flüchtlingen, verstecken sie in Lastwagen oder unter Zügen, lassen sie über Zäune nach Ungarn klettern oder setzen sie auf ein Boot über die Donau nach Kroatien. Wer erwischt wird, »dem geht es schlecht«, so sagen sie ohne Mitleid in Serbien. Denn ihnen geht es besser: Sie haben das Geld kassiert und können sich den nächsten Geflüchteten zuwenden.

In diesem Winter startet auch die Türkei eine Militäroffensive in Syrien. Gegen die Kurdenmiliz YPG. Weil Ankara und Präsident Erdogan sie als Ableger der verbotenen Arbeiterpartei PKK betrachtet. Dabei erhalten die kurdischen Kämpfer Unterstützung von den USA im Kampf gegen die Terrormiliz des IS. Es ist bitter und unbegreiflich, dass das türkische Militär unverändert gegen die Kurden kämpft. Ich erinnere mich noch gut an meine Recherche in Diyarbakir im Osten der Türkei. Wie ich mit den geflüchteten Frauen in den Lagern sprach, während die zivilen Bewohner dieser Region vom Militär und von der Polizei beschossen wurden. Wie mitten in der Nacht rund um das Hotel der Rauch aufstieg und wir an einen Hotelbrand dachten – dabei waren das die Rauchschwaden der türkischen Gewehrsalven in der Stadt gewesen.

Am Abend sehe ich im Fernsehen, wie 20 Busse mit Kämpfern der Freien Syrischen Armee aus der Türkei nach Syrien gebracht werden, um dort an der Seite der bereits einmarschierten Türken gegen die kurdische Peschmerga zu kämpfen. Wobei der Reporter nicht zu erwähnen vergisst, dass der Auslöser für die kriegerischen Aktionen die Ankündigung der USA ist, mithilfe der YPG eine 30 000 Mann starke Truppe entlang der syrischen Nordgrenze aufzustellen. Dabei scheint der IS inzwischen aus der Region vertrieben zu sein. Die Türken fühlen sich getäuscht von den Amerikanern – die bereits zugesagt hatten, die YPG nicht weiter zu unterstützen. Schon Anfang des Jahres bahnte sich also die heftige Auseinandersetzung des Sommers 2018 zwischen Erdogan und Trump an. Zwei Alphatiere gehen aufeinander los. So etwas kann nur ungemütlich werden.

Inzwischen sind auch weitere Zahlen bekannt geworden: rund 500 000 Frauen sind in den Jahren 2012 bis 2016 in Deutschland als Asylsuchende angekommen. Aus Syrien, dem Irak, aus Afghanistan und Pakistan. Mit ihren Familien oder allein. Viele von ihnen sind es gewohnt, ein Kopftuch zu tragen. Oder den Hidschab oder die Hibaya. Wenn diese Tücher aber schon kleine Mädchen in der Schule tragen müssen, ist das in Deutschland irritierend und meiner Meinung nach nicht gut. Der nordrhein-westfälische Integrationsminister Joachim

Stamp von der FDP fordert daher in den Tageszeitungen ein Kopftuchverbot für Mädchen an Schulen. Auch Terre des Femmes, die bekannte Frauenrechtsorganisation, setzt sich dafür ein. Auch ich finde es nicht richtig, Mädchen zu bevormunden und sie unter ein Kopftuch zu zwingen. Sie sollten bis zum 18. Geburtstag davon frei sein und dann als Volljährige selbst entscheiden, wie sie im öffentlichen Raum erscheinen wollen. Mit – oder ohne. Es ist auch ein Unding und muss untersagt werden, dass unverschleierte Mädchen unter anderem in Berliner Schulen als »Unreine« oder »Schlampen« beschimpft werden. Da müssen die Schulen eingreifen und verhindern, dass minderjährige Mädchen voller Angst zur Schule gehen.

In diesem Frühjahr bewegt aber noch ein anderes Thema mich und viele andere im Land: die Kreuzdebatte, die der bayerische Ministerpräsident Markus Söder ausgelöst hat. In allen bayerischen Landesbehörden soll jetzt ein Kreuz hängen. Das regt sogar die katholische Kirche auf. Kardinal Reinhard Marx, der Vorsitzende der deutschen Bischofskonferenz, ist ganz klar in seiner Formulierung: »Der Staat kann nicht von sich aus das Zeichen des Kreuzes definieren. Das geschieht durch die Botschaft des Evangeliums und durch das Zeugnis der Christen.« Der Ministerpräsident steckt tief drin im Vorwahlmodus – im Herbst dieses Jahres hofft er auf gute Wahlergebnisse für seine CSU. Wird wohl nichts werden, das ist schon jetzt klar und wird sich später bestätigen. Denn Kardinal Reinhard Marx kritisiert weiter: »Vor einem solchen Schritt sollte man eine Debatte mit Kirchen und gesellschaftlichen Gruppen führen. Was bedeutet uns die Botschaft dieses Mannes am Kreuz?« Die CSU hat sich da wohl heftig mit der katholischen Kirche angelegt. Die sonst ja eher ein Unterstützer dieser Partei gewesen ist. Denn, das wird immer wieder auf allen Ebenen der Kirche betont: Es stehe dem Staat nicht zu, zu erklären, was das Kreuz bedeutet. Wohl wahr.

Als sich die Flüchtlinge im Sommer 2015 auf den Weg nach Europa gemacht haben, waren es zu 75 Prozent junge Männer. Ihre Frauen und Kinder, ihre Mütter und Großmütter saßen und sitzen in den elenden Flüchtlingslagern in Jordanien, im Libanon und auch in der Türkei. Jetzt, endlich, zwei Jahre später, hat die internationale Gemeinschaft dem Libanon nennenswerte finanzielle Hilfen zugesagt. Denn der Libanon mit seinen 4,5 Millionen Einwohnern hat rund zwei Millionen Flüchtlinge aus Syrien im Bekaa-Tal und an der Küste zum Mittelmeer aufgenommen. Bei einer Konferenz in Paris jetzt im Frühjahr 2018 einigten sich die Industrieländer auf 11 Milliarden Dollar an zinsgünstigen Krediten und Hilfszahlungen. Das ist schon mal eine gute Nachricht. In diesem Jahr hat aber auch noch die deutsche Kanzlerin Angela Merkel zugesagt, nach Jordanien und in den Libanon zu reisen, um den Regierungen dort Hilfen und Geld anzubieten. Denn auch das kleine Jordanien mit 6,5 Millionen Einwohnern beherbergt 1,9 Millionen Geflüchtete.

Vor diesen Zahlen sind mir die Diskussionen in Deutschland mit seinen 83 Millionen Einwohnern und den rund 1,6 Millionen Geflüchteten immer unbegreiflicher.

Da ringen Justizministerium und Auswärtiges Amt mit dem neuen Innenminister Horst Seehofer: Es geht um den Gesetzentwurf zum Familiennachzug für Flüchtlinge mit zeitweiligem »subsidiärem Schutz«. Das trifft überwiegend syrische Flüchtlinge. Es erschließt sich mir nicht, dass man die überwiegend männlichen Asylsuchenden zwar zur Integration auffordert, aber sie ohne ihre Familien leben lässt. Wie kann sich ein Mensch integrieren, wenn er sich dauernd Sorgen machen muss um die desaströse Lebenssituation seiner Lieben? Wenn er nur am mobilen Telefon hängt, skypt, um die Kinder zu sehen, und mit der deutschen Bürokratie kämpft um den Familiennachzug? Der schon zitierte Kriminologe

Christian Pfeiffer aus Hannover versucht immer wieder in seiner Studie zur Gewaltentwicklung die Politiker in Berlin zur Einsicht zu bringen: »Frauen zivilisieren die Männer. Wenn die Frauen fehlen, können sich Machokulturen entwickeln und umso stärker ausgelebt werden. Von daher gesehen ist der Familiennachzug richtig und wichtig.« Hat aber nicht viel genutzt. Man einigt sich mühevoll zwischen CDU/CSU und SPD auf einen Familiennachzug von 1 000 Menschen pro Monat. Ab August 2018. Mit hohen amtlichen Hürden. Es ist zum Schämen.

# KAPITEL 8

## Ein Tag, neun Experten, hundert Impulse: Ich besuche den Hirntumortag in Würzburg

Zuerst habe ich mich nur auf der Website informiert. Dann besuchte ich ab und an auch den Chatroom. Inzwischen lese ich mindestens einmal die Woche ausführlich alle neuen Kommentare von Hirntumorpatienten im Forum der Deutschen Hirntumorhilfe. Ich ahnte zu Beginn nicht, wie viele Menschen in Deutschland betroffen sind. Weil ich nach meiner Diagnose und Operation erst mal das Gefühl hatte: Damit bin ich ganz allein. Wahrscheinlich typisch bei einem solchen Schock. Als ich nun auf der Website die Einladung zu einem sogenannten Hirntumor-Informationstag entdeckte, da packte mich dann doch nach diesem ersten Jahr »danach« die journalistische Neugier und ein Betroffenen-Wissendurst. Also: auf nach Würzburg. In die schöne Mainmetropole. Zum 42. Hirntumor-Informationstag.

Diesmal mit über 500 Teilnehmern. Sie sitzen alle mit ihren Angehörigen im größten Hörsaal der Universität Würzburg. Bei schönstem Frühlingswetter. 45 Minuten vor Beginn bilden sich bereits lange Schlangen an den Schaltern zur Registrierung. Die Tagungspauschale beträgt 50 Euro, die Mitglieder der Hirntumorhilfe sind mit 30 Euro dabei. Dafür gibt es ab 9.45 Uhr Fachvorträge von zehn Experten aus dem ganzen Land, Kaffee und Kuchen und mittags ein warmes Essen. Was mir gleich auffällt: keine Werbung der Pharmaindustrie. Denn darauf legt der Verein großen Wert: Er ist unabhängig, neutral, und wird von niemand anderem als von den Mitgliedern finanziert. Von so vielen medizinischen Kongressen kenne ich das ganz anders. Da überwiegt die Pharmalobby, und es ist schwer zu unterscheiden, für wen die Referenten sprechen: für den Patienten – oder die zahlenden Pharmaunternehmen.

*Was ist die deutschen Hirntumorhilfe*

- In der Deutschen Hirntumorhilfe e. V. engagieren sich 1 000 Mitglieder für das gemeinsame Ziel, dass Hirntumore in der Zukunft heilbar sein werden.
- Die Hirntumorhilfe wurde 1998 von Patienten, Angehörigen und Wissenschaftlern nach dem Vorbild amerikanischer Stiftungen gegründet.
- Der Verein …
  - sorgt für gesicherte Information aus Wissenschaft und Forschung
  - bietet den Betroffenen Orientierung
  - liefert Hilfe zur Selbsthilfe der Betroffenen und ihrer Angehörigen
  - will aufklären
  - fördert die Forschung
  - betreibt ein 24-Stunden-Sorgentelefon
  - gibt das Infoheft *Brainstorm* heraus
- Ein erklärtes Ziel ist die Arzt-Patienten-Kommunikation auf Augenhöhe.
- Die Projekte werden ausschließlich durch Spenden, Mitgliedsbeiträge und projektbezogene Fördermittel finanziert.

Quelle: Faltblatt der Deutschen Hirntumorhilfe

Als Journalistin hatte ich schon oft mit den sogenannten »seltenen Erkrankungen« zu tun. Wäre aber nie auf die Idee gekommen, dass Hirntumore auch dazu gehören. Ist aber so. Darum besteht wohl auch der große Bedarf nach Informationen und Hilfe. Wobei ich in Würzburg gleich zu Beginn der Tagung von der klugen Moderatorin Anja Stammberger erfahre: »Bei 150 verschiedenen Hirntumorarten müssen sich die Patienten klar sein, dass es meist eine chronische Erkrankung bleibt und dabei eine die Lebenszeit verkürzende Diagnose.« Betrifft das auch mich? Nicht weiter grübeln, sondern jetzt und hier alle wichtigen Informationen sammeln. Ich klappe mein iPad auf und fange an mitzuschreiben.

Gleich der erste Vortrag ist faszinierend: »Neurochirurgie zwischen Radikalität und Funktionserhalt.« Prof. Mario Löhr von der Uniklinik Würzburg erklärt die modernen Operationsmethoden. Dass zum Beispiel ein Ultraschall während der Operation dabei hilft, die Begrenzung des Tumors im Gehirn zu erkennen. Dass eine Stereokamera den Tumor mit den MRT-Bildern abgleicht und mit einem Pointer dessen Grenzen markiert werden können. Prof. Löhr berichtet auch von Wach-OPs, die nötig sind, wenn bestimmte Regionen im Gehirn geschont und erhalten werden müssen, beispielsweise das Sprachzentrum oder Sehzentrum und wenn ein Patient weiter Gitarre oder Klavier spielen will. Der Referent macht den Hirntumorzuhörern und ihren Angehörigen zum Schluss Mut: Eine radikale Operation eines Tumors und der Funktionserhalt aller Nerven im Gehirn schlössen sich nicht gegenseitig aus. Das ist doch schon mal eine gute Nachricht.

Nun ist ja meine erste Operation relativ gut verlaufen. Bis auf den »Gehschwindel«, der mich plagt. Aber das Nachwachsen meines operierten Tumors geht mir trotz aller guten Vorsätze nicht »aus dem Kopf«. Strahlentherapie steht da auf meiner »unterbewussten« To-do-Liste. So höre ich gespannt

Dr. Frank A. Giordano zu, der über »Möglichkeiten und Grenzen der Strahlentherapie« spricht. Das Grundprinzip ist bei allen Bestrahlungsmethoden gleich: das Abtöten der Tumorzellen und die gleichzeitige Reduktion von Nebenwirkungen. Dabei komme es, so der Referent, eben immer auch auf den Zusammenhang zwischen Dosis und Nebenwirkungen an. Drei Strahlentherapiemethoden sind derzeit aktuell: Das Gamma-Knife, das Cyber-Knife und das Novalis-LINAC als Linearbeschleuniger. Später werde ich erfahren, dass es noch eine vierte gibt: die Protonenbestrahlung. Bei allen genannten drei Methoden bestehe die Gefahr, den Hirnstamm zu verletzen. So gehe es bei der Bestrahlung immer auch um die Distanz zu den gefährdeten Organen. Der Referent warnt zudem vor einer Ganzhirnbestrahlung und präferiert eine neue moderne Bestrahlung während der Operation, quasi »im Tumorbett«, wie die Stelle im Gehirn genannt wird, an der der Tumor liegt.

Auf den harten Hörsaalstühlen rutschen schon bald einige Zuhörer unruhig herum. Links neben mir beobachte ich eine junge Frau. Sie schreibt eifrig mit und beugt sich oft hinüber zu ihrem Nachbarn, einem älteren Mann mit Kopfbedeckung und einer Kanüle, die darunter herausschaut und in einem Rucksack verschwindet. Später erfahre ich: Sie ist Medizinstudentin, und ihr Vater hat ein operiertes Glioblastom. Aber die Chemotherapie und die Bestrahlung haben schlimme Schäden angerichtet. Erst eine Lungenembolie, dann der deutlich sichtbare Herpes Zoster im Gesicht. Seitdem wird nicht mehr bestrahlt. Dagegen geht es mir noch richtig gut, denke ich betroffen.

Rechts neben mir ein sehr junger Mann, ebenfalls mit einer Strickmütze trotz der frühsommerlichen Temperaturen. Er wird später in einer Betroffenengruppe auf dem Podium sitzen und von seiner Hirntumorerkrankung erzählen. Denn er lebt, sieben Jahre nach der Tumordiagnose, immer noch. Das widerspricht allen Erwartungen. Denn er hat ebenfalls ein Glioblastom, den gefährlichsten Gehirntumor mit der geringsten Überlebenschance – wer nach drei Jahren noch lebt, gilt bereits als Langzeitüberlebender. Ich komme mir mit meinem Meningeom fast etwas fehl am Platze vor.

Nächstes Thema: Immuntherapie. Wie bitte? Was hat eine Immuntherapie mit einem Gehirntumor zu tun? Ich dachte immer, die berühmte Blut-Hirn-Schranke lässt da gar keinen Austausch zu. Aber jetzt erfahre ich: von wegen. Seit 2015 sind sich die Wissenschaftler sicher, dass es Wege ins Gehirn gibt. Und dass das Gehirn über ein eigenes Immunsystem verfügt. Jetzt wird erforscht, ob man die tumorbedingte Abwehr bestimmter Zellen unterbrechen könnte und so das Tumorzellwachstum verringern kann. Es gibt Versuche mit Impfungen, das ist aber sehr teuer, und die Pharmaindustrie interessiert sich nicht dafür, da bei der geringen Zahl an Gehirntumorpatienten angeblich keine betriebswirtschaftlichen Gewinne möglich sind. So ist das in der Pharmaindustrie. Und nicht nur da. Spannend ist dann das Podium mit zwei weiblichen und zwei männlichen Glioblastom-Patienten. Ich habe die Erkenntnisse notiert und zusammengefasst:

- Ein MRT ist nicht immer präzise, und die Tumore sind nicht genau zu erkennen. (Dabei frage ich mich unwillkürlich: meiner schon? Oder ist der etwa auch nicht präzise zu erkennen?)
- Die Strahlentherapie ist oft der Grund für das Fatigue-Syndrom, also immer aufpassen bei zu hoher Dosis.
- Weil Tumorzellen Fett nicht verstoffwechseln können, brauchen sie Kohlehydrate zum Wachsen. Aber: Das »Aushungern« von Tumoren funktioniert nicht. Die Ernährungswissenschaftlerin rät dagegen dringend zu einer ausgewogenen, möglichst mediterranen Ernährung.

- Was man als normaler Patient auch nicht weiß: Inoperabel heißt nicht, dass der Operateur nicht an den Tumor herankommt, sondern dass die Folgen zu heftig sind für den Patienten. Denn Ziel einer Operation sollte es immer auch sein, die Lebensqualität zu erhalten. Bei einem aggressiven Tumor gilt es, nicht lange zu fackeln und erst noch eine Dritt- oder Viertmeinung einzuholen. Stattdessen: Schnell behandeln, er verdoppelt sich sonst in Windeseile.
- MRT-Kontrolle alle drei Monate. Nicht alle zwei, wie das die Pharmafirmen wollen.
- Ab der Größe von zweieinhalb bis drei Zentimeter wird es schwer, ein Meningeom zu bestrahlen. (Da kommt mir sofort der Gedanke: Wie groß ist meines jetzt? Soll ich also doch bald ein Kontroll-MRT machen?)

Die wichtigste Erkenntnis aber vor der Mittagspause auf dem Podium mit den Diskutanten lautet: Nichts ist wichtiger als das Überleben! Und: Ich kämpfe nicht gegen den Tumor, sondern ich kämpfe für mein Leben.

In der Pause stelle ich mich auf der Terrasse zu ein paar Teilnehmern der Tagung. Bin erstaunt, wie viele Angehörige heute hier sind und ihre Familienmitglieder unterstützen. Eine freundliche Familie, Vater, Mutter, Tochter trinken eine Limo, und ich frage ganz vorsichtig: Wer von Ihnen ist betroffen? Die attraktive blonde Mutter mit der wilden Mähne isst noch ihre Wurstsemmelhälfte auf. Aber dann sprudelt es aus ihr heraus: Sie berichtet temperamentvoll von ihrer 20-jährigen Tochter. Die, die jetzt nicht dabei ist. Sie habe ein Astrozytom WHO II. Einen weniger bösartigen Tumor aus der Familie der Gliome. »Er kann nicht operiert werden«, erzählt die Mutter weiter. Und da sie selbst früher in einer Arztpraxis gearbeitet hat, widmet sie sich jetzt ganz der Therapie und Behandlung ihrer Tochter. Die bekommt Chemotherapie und dazu Methadon. Eine Methode, die auf dem heutigen Informationstag auch noch diskutiert wird, da sie ziemlich umstritten ist. Die Tochter habe zudem aufgrund der Recherchen der Mutter die Ernährung umgestellt, auf eine sogenannte ketogene Diät. Kein Brot, keine Pasta, kein Zucker. Dafür viel Fett. Aber wie es weitergeht? Wird sie überleben? »Keine Ahnung«, sagt der bis dahin schweigende Vater. Und murmelt dann doch noch: »Wird schon.«

Pünktlich sind die Zuhörer und Zuhörerinnen und ihre Begleiter wieder im Hörsaal. Ich warte vor allem auf den dritten Vortrag an diesem Nachmittag zur Therapie von Meningeomen. Die erste Aussage von Prof. Marcos Tatagiba vom Universitätsklinikum Tübingen dazu lautet: Meningeome sind meistens gutartig und wachsen langsam. Das ist ja schon mal beruhigend. Allerdings haben sie eine wirklich negative Eigenschaft: Sie wachsen im Kopf an einer meist ungünstigen Position, sind also schwer zu entfernen. Und sie treten überall da auf, wo es Hirnhaut im Kopf gibt, die Hirnhäute, die auch lateinisch Meninge heißen. 90 bis 95 Prozent aller Meningeome werden mit dem WHO-Grad I oder II eingestuft. Das heißt, sie sind nicht bösartig. Erst das Grad-III-Meningeom, das anaplastische, gilt als bösartig. Der Referent erwähnt auch, dass Frauen häufiger Meningeome haben. Gutartig zwar, aber immerhin. Männer haben meistens das Meningeom WHO III, also die bösartige Form. Immer wieder geht mir bei solchen Informationen durch den Kopf, ob die weiblichen Meningeome nicht doch etwas mit den Hormonen zu tun haben. Schließlich befördert Progesteron doch angeblich das Tumorwachstum, heißt es in der medizinischen Literatur. Aber: Da muss ich noch weiter recherchieren. Das lässt mich nicht mehr los. (Mehr zum Zusammenhang von Hormonen und Gehirntumoren in Kapitel 11).

1,5 Zentimeter wachse ein Meningeom durchschnittlich im Jahr, erklärt Prof. Tatagiba. In fünf Jahren habe es sich in der Regel verdoppelt. Sein Fazit: Die beste Meningeom-Therapie ist erst die Operation, dann die Beobachtung, dann die Bestrahlung. Die nach seiner Erkenntnis bei Frauen besser zu wirken scheint als bei Männern.

Bei der anschließenden Podiumsdiskussion wird es dann nochmals spannend: Ein Hirntumor entsteht durch Mutationen im Bereich der Zellebene. Die Einflüsse, die dazu führen, können genetisch sein, aber auch hormonell. Das höre ich jetzt zum ersten Mal von einem Wissenschaftler. Na bitte. Das Thema Hormone ist wohl noch lange nicht gründlich erforscht.

Viele der Hirntumorpatienten auf den Podien und im Publikum berichten von ihren Dramen und Odysseen. Von der oft langen Suche nach dem richtigen Arzt, dem besten Operateur, derjenigen Therapie, die den Tumor einfach verschwinden lässt. Davon träumen sie alle, und einige berichten sogar davon. Es gibt sie wohl, die Wunderheiler, die Wundertherapien. Man muss sie nur finden – und vor allem eines: nie aufgeben. Die Besucher auf dem Informationstag sind allesamt gut informierte Patienten. Sie werfen mit den medizinischen Fachausdrücken nur so um sich – vieles muss ich erst im Internet nachgucken, weil ich die Begriffe nicht kenne, nicht verstehe. Diese informierten Menschen haben auch keine Hemmungen, »unbequeme« Patienten zu sein, ihre Ärzte zu hinterfragen und sich jederzeit eine zweite Meinung oder gar eine dritte einzuholen. Der Informationstag geht allmählich zu Ende.

Warum die Veranstalter das Aufregerthema Methadon an den Schluss gesetzt haben, erschließt sich mir nicht. Die Diplomchemikerin und Entdeckerin von Methadon in der Tumortherapie, Dr. Claudia Friesen, ist persönlich da und beginnt gleich einmal mit der bitteren Feststellung: Als sie vor zwei Jahren auf dieser Tagung zum ersten Mal ihre Methadontherapie vorgestellt habe, habe sie viel Gegenwind bekommen. Inzwischen sei daraus aber ein Orkan geworden. Methadon kennt man aus der Betäubungsmitteltherapie. Es ist ein Opioid, ein Schmerzmittel, und hilft als Ersatzdroge Heroinsüchtigen, von ihrer Sucht loszukommen. Seit zwei Jahren nun wird Methadon auch in der Hirntumortherapie angewendet. Mehr oder weniger erfolgreich. Denn die Pro- und Contradebatte am Schluss dieses wirklich informativen Tages zeigte auch auf: Auf der einen Seite stehen eine ganze Reihe von Medizinern, die sich gegen Methadon aussprechen und behaupten, es wirke nicht, weil es noch keine Studien dazu gäbe. Auf der anderen Seite Frau Dr. Friesen, die ruhig und sachlich von ihren wissenschaftlichen Untersuchungen berichtet. Auch viele der Tumortagbesucher haben mir erzählt, dass sie mit Methadon gute Erfahrungen gemacht hätten und dass es ihnen geholfen habe. Letztlich habe ich dann später im Forum nachgelesen und von anderen Patienten erfahren, dass die Pharmaindustrie mit Methadon nicht so viel Geld verdienen könne wie mit einer Chemotherapie und daher entsprechende Studien scheut. Wohl wahr – und es ist wirklich bitter, wenn das der Grund ist. Aber es kann ja auch noch gut sein, dass sich manche Wissenschaftler wirklich an seriöse Studien zu Methadon wagen. Denn dass es vor allem Studien sind, die zu wichtigen Erkenntnissen führen, das wurde immer wieder deutlich in den Vorträgen und Referaten an diesem Tag. Studien, an denen die Patienten teilnehmen. So ist wohl auch der Aufruf am Ende des Tages an alle Teilnehmer zu verstehen gewesen, bei Studien mitzuwirken. Damit noch mehr entdeckt werden kann, um bei Hirntumoren wirklich zu helfen und sie endgültig zu bekämpfen.

Es war ein spannender, ein bewegender Tag in Würzburg. Und ich habe alle Informationen dieses Tages sorgfältig auf meinem iPad gesichert. Weil ich nichts vergessen will. Auch und vor allem nicht den 34-jährigen »Langzeitüberlebenden« mit Glioblastom, der mich an diesem Tag so beeindruckt hat. Seine Botschaft war ganz klar: offen kommunizieren, die Hilfe von Familie, Freunden und Bekannten annehmen, ja anfordern. Denn keiner von uns kann alleine gegen den Krebs kämpfen. Das werde ich mitnehmen.

Ein Taxi bringt mich vom Universitätsgelände zum Bahnhof. Kommunizieren ist jetzt gerade nicht mein Ding. Zu vieles geht mir durch den Kopf.

Jetzt freue ich mich auf den Zug, da will ich die Tageszeitung in Ruhe lesen und mich anderen Themen, den Themen »draußen« zuwenden. Denn auch dort ist vieles in Bewegung – und längst nicht nur zum Guten. Seit den Wahlen im Herbst 2017 ist deutlich geworden: In den neuen Bundesländern wird zu über 20 Prozent rechts gewählt. Die Menschen dort wenden sich Pegida und AfD zu. Die Angst vor den »Muslimen«, den »Fremden«, den »Migranten« treibt sie dorthin. Was ist da los? Haben wir nicht alle eine Migrationsvergangenheit? Wie ist es möglich, frage ich mich, dass Menschen derart die Geschichte vergessen? Die 16 Millionen Flüchtlinge nach dem Zweiten Weltkrieg? Die 400 000 Menschen aus dem Bosnienkrieg in den Neunzigerjahren? Überwiegend Frauen, die dann erst eine Duldung und später ein Bleiberecht erhielten?

Aber genau darum werfe ich noch mal einen genaueren Blick auf die neuen Bundesländer, die durch die Wiedervereinigung und den Fall der Mauer zum neuen Deutschland wurden. 16 Millionen Menschen waren das damals 1989, die die Mauer niederrissen. Allesamt erhielten sie schnell einen neuen deutschen Pass. Dafür verloren sie ihr Schulsystem, ihr politisches System, ihre Wirtschaftsordnung. Der Osten trat damals der Bundesrepublik bei. Der Westen stülpte sein System über die Menschen in Mecklenburg-Vorpommern, in Brandenburg, in Sachsen, Sachsen-Anhalt und Thüringen. 25 Jahre später wählen dort 20 Prozent nicht die CDU, an deren Spitze die in der DDR aufgewachsene Angela Merkel steht, sondern rennen in Leipzig und Dresden jeden Montag Pegida hinterher. Skandieren »Merkel raus« und wählen die Gaulands und Weidels, die Höckes und von Storchs. Dabei sind kaum muslimische Flüchtlinge in diesen Bundesländern angekommen. Wenn man die Bevölkerung zum Zeitpunkt des Sommers 2015 in Deutschland mit 82,2 Millionen berechnet, dann macht ihr Anteil im ganzen Land gerade mal 5,4 bis 5,7 Prozent an der Gesamtbevölkerung aus. In den neuen Bundesländern sind es 4,2 Prozent laut Statistischem Bundesamt.

Nichtsdestotrotz haben die Parolen der rechten Gruppierungen Erfolg. Die Menschen ängstigen sich vor den »Fremden« im Straßenbild, in den S- und U-Bahnen. Angeblich überprüft die Polizei die Pässe und Papiere eher von »arabisch aussehenden« Männern als von Deutschen. Es scheint vergessen, dass wir durch unsere Geschichte nach dem Zweiten Weltkrieg inzwischen auch ein richtig buntes Land geworden sind. Ich erinnere mich noch wie heute, als ich nach drei Jahren, die ich in London gelebt hatte, wieder durch Hamburg gegangen bin und mir dabei gedacht habe: Was ist das doch für eine »weiße« Stadt. Überall nur weiße Menschen. Nur im Stadtpark entdeckte ich am Sonntag die »Bunten«, die »anderen«, beim Grillen und Chillen.

Ich kann ja verstehen, dass Menschen fürchten, dass Zuwanderung die Republik verändern könnte. Dass ihnen ihr Land fremd wird. Aber wir sollten uns immer wieder klarmachen: jeder Fünfte hier hat einen Migrationshintergrund. Wir sind längst ein Einwanderungsland. Wir brauchen nur endlich auch ein Einwanderungsgesetz. Damit so düstere Verschwörungstheorien nicht weiter um sich greifen: dass angeblich die Bundeskanzlerin den Austausch der heimischen Bevölkerung plane. Eine These, die, so Wissenschaftler längst, nur deshalb so populär geworden sei, weil Gesellschaft, Politik und Medien manche Entwicklung nicht offen und sachlich diskutierten. Manchmal auch aus Furcht, einer Fremdenfeindlichkeit in die Hände zu spielen. Wenn dann auch noch Horst Seehofer von der CSU die Stimmung aufnimmt und tönt: »Der Islam gehört nicht zu Deutschland.« Dann ist das einfach nicht wahr. Von den bereits oben genannten 4,6 Millionen Muslimen sind die meisten hier geboren und gut integriert. In fast jeder größeren Stadt gibt es eine Moschee. Solche Aussagen spalten nur die Gesellschaft und helfen überhaupt nicht, die real existierenden Probleme zu lösen. Weder die der Deutschen noch die der Einwanderer. Eine erfreuliche Erkenntnis ist aber, dass sich immerhin rund 32 Millionen Bundesbürger nicht davon abbringen lassen, regelmäßig oder auch nur einmal im Monat in der Flüchtlingshilfe aktiv zu sein. Das macht mir Mut und lässt mich nicht verzweifeln an dem, was Politiker oft anrichten, die, so scheint es mir, doch immer nur ihre Wahlergebnisse im Kopf haben. Und spätestens bei Wahlen zeigt sich ja dann, wie weit sie damit wirklich kommen. Die Menschen für dumm zu halten ist der größte Fehler. Das ist auch meine Devise in meinem journalistischen Beruf.

# KAPITEL 9

# Ein Operateur, eintausend Neurochirurgen und ich. Tagungsbesuch in Münster

Professor Westphal, der Neurochirurg, der mich vor 16 Monaten operiert hat, wusste schon früh, was er einmal werden wollte. In seinen Berufswunschfragebogen schrieb er daher vor seinem Abitur am Gymnasium Uhlenhorst in Hamburg-Barmbek: »Habilitation für Neurochirurgie«. Das war 1974. Heute ist er Professor und Chef der Klinik und Poliklinik für Neurochirurgie am Hamburger Universitätsklinikum Eppendorf. Jetzt begegnen wir uns im Juni 2018 auf der Jahrestagung der Deutschen Gesellschaft für Neurochirurgie in Münster. 1 000 Fachleute schwirren in den Hallen herum. Chirurgen, Vertreter der Pharmaindustrie, der Geräteindustrie. Erstaunlich viele junge Frauen sind darunter. Uniformierter Dresscode: der schwarze Hosenanzug oder das schwarze Kostüm mit einer weißen Bluse. Die Vortragssäle sind immer voll besetzt.

Gleich am ersten Tag bereits pünktlich um acht Uhr morgens geht es um Meningeome. Im ersten Vortrag wird eine Statistik vorgestellt, nach der zu 71 Prozent Frauen und nur zu 29 Prozent Männer von dieser Art des Hirntumors betroffen sind. Dazu kommt, dass die Frauen meistens über 50 Jahre alt sind. Warum, frage ich Prof. Westphal, trifft es vor allem

Frauen? Hat das Meningeom-Wachstum vielleicht doch etwas mit Hormonen zu tun? Mit den Wechseljahren, der Einnahme von synthetischem Hormonersatz? »Hormone spielen mit Sicherheit eine Rolle«, so der Neurochirurg, »aber wir haben noch nicht verstanden, wie und weshalb.« Ich bin erstaunt über diese ehrliche Antwort. Er erklärt mir weiter, dass auf der ganzen Welt viel geforscht werde, jetzt auch endlich in einem internationalen Konsortium, initiiert von einer Ärztin in Toronto. Aber im Hamburger UKE zum Beispiel würden Meningeome nach der Entnahme nicht auf ihre Zusammensetzung und den Bestand an Hormonrezeptoren untersucht. Auch bei mir ist das nicht geschehen. »Wir wissen, dass Hormonrezeptoren zu finden sind, aber haben diesen bisher keine Rolle zuschreiben können.« Frauen können zum Beispiel in Schwangerschaften ein starkes Meningeom-Wachstum erleben, und Manfred Westphal erinnert sich da auch gleich an einen dramatischen Fall: Eine junge Frau litt während ihrer Schwangerschaft unter immer stärkeren Kopfschmerzen, bis hin zu schweren Migräneattacken. Ihre Frauenärztin vertröstete sie, das komme vor und sei kein Grund zur Besorgnis. Zwei Monate vor dem Geburtstermin aber wurden ihre Schmerzen so stark, dass sie ihr Mann in das UKE brachte. Zunächst in die Gynäkologie. In dieser Nacht fällt die junge werdende Mutter in eine Ohnmacht, schlägt um sich. Das MRT am nächsten Morgen bringt die Erklärung: Sie hat einen hühnereigroßen Tumor im Kopf. »Wir beschließen in nur einer Operation, also in einer Narkose, erst das Baby mit Kaiserschnitt durch die Kollegen der Geburtshilfe holen zu lassen und dann simultan, aber in aller Ruhe, den Tumor zu operieren, bevor es in ein paar Stunden ein Notfall wird«, erinnert sich Westphal. Alles sei gut gegangen und das Ganze inzwischen Jahre her.

200 bis 250 Tumore operiert Manfred Westphal selbst, zusammen mit seinem 30-köpfigen Team im Jahr etwa 800. So

genau weiß er das nicht. Aber eines ist ihm dabei immer wichtig: der Brief an den Patienten kurz vor dem Eingriff. Darin schreibt er ganz persönlich, erinnert an die Aufklärung durch ihn im Vorgespräch und an den Termin, den man für die Operation vereinbart habe. Als ich seinen Brief einen Tag bevor ich im UKE einpassieren sollte, in den Händen hielt, dachte ich: Der kommt jetzt genau richtig – denn er nahm mir damit die Ängste und Bedenken, die kurz vor dem Eingriff noch mal verstärkt bei mir hochkamen. In der Woche zwischen unserem ersten Gespräch und der OP ist mir immer wieder durch den Kopf gegangen, ob ich noch abwarten sollte, das Ganze doch lieber verschieben. Ob ich noch weiter im Internet recherchieren sollte, ob es vielleicht doch noch andere Möglichkeiten gibt. Nicht umsonst erzählte mir der Operateur bei unserem ersten Treffen lang und breit, dass es viele Patientinnen mit Meningeom gebe, die zögern würden, die OP scheuten und lieber abwarten wollten. Aber dann doch in die Klinik kommen, wenn die ersten Auswirkungen spürbar werden. Wenn der Tumor auf wichtige Nerven drückt, Doppelbilder entstehen oder die Kopfschmerzen sich nicht mehr mit ein paar Ibuprofen bekämpfen lassen. »Und dann sagen sie alle: Hätte ich mich doch gleich operieren lassen und nicht über drei, vier Jahre dieses Damoklesschwert über mir gespürt – die dann doch unausweichlich anstehende Tumoroperation im Kopf.« Manfred Westphal kennt seine Pappenheimer. Darum der Brief »davor«.

Der Zusammenhang von Hormonen und Tumorwachstum lässt mich noch immer nicht los, und so hake ich während unseres Gesprächs erneut bei ihm nach. Manfred Westphal verweist dann noch mal geduldig auf die Ärztin in Toronto, die jetzt dem Forschungskonsortium vorstehe, um durch eine globale Initiative mit höheren Fallzahlen zu wissenschaftlich belastbaren Erkenntnissen zu kommen. Verneint aber energisch, dass zu wenig geforscht werde, warum Meningeome vermehrt Frauen ab einem gewissen Alter betreffen, und schließt das Thema dann endgültig ab mit der Aussage, er halte nichts von einer »nicht hypothesengeleiteten Schrotschussdiagnostik«. Ein wenig verbindlicher ergänzt er dann noch: »Das Faszinierende an meinem Beruf ist, dass es immer wieder eine ganz neue Aufgabe ist, jeder Kopf ist anders, jedes Gehirn.« Auf dem Neurochirurgenkongress prasseln endlos viele Fachvorträge auf einen ein. Was nimmt da ein so versierter Neurochirurg wie Manfred Westphal noch mit?, frage ich ihn. »Sicher, das meiste kenne ich, da bin ich im Film. An vielen der neuen Studien waren wir im UKE auch mit beteiligt. Aber hier erfährt man, was insgesamt läuft in der Szene, was sich verändert. Mir sind auch die politischen Strukturen wichtig. Zum Beispiel die Kostenerstattungen für innovative Therapien oder Therapien, die den Patienten zum Teil nur in einigen Ländern erstattet werden, ohne dass man das nachvollziehen kann. Auch was es Neues gibt in Sachen Qualitätssicherung, z. B. Mindestanforderungen, sodass nicht jeder überall alle zwei Jahre mal einen Tumor operiert.«

Nach unserem Gespräch höre ich einen Vortrag im voll besetzten großen Kongresssaal, in dem es um sogenannte Gliome geht. Das sind hirneigene Tumore. Bei deren Behandlung die Ärzte seit Jahren quasi auf der Stelle treten. Zwar wurden die Operationsmethoden verfeinert und sicherer. Die Folgen der Eingriffe für die Patienten verbessert. Aber immer noch ist ein Gliom ein Todesurteil. In den 50er-Jahren überlebten die Betroffenen rund neun Monate – heutzutage sind es zwei, höchstens drei Jahre. Und nur sieben Prozent aller Patienten schaffen es sieben Jahre. Als wir unser Gespräch wieder aufgreifen, räumt Prof. Westphal ein: »Das ist in gewisser Weise schon frustrierend. Aber wir geben nicht auf. Denken Sie doch an die Israelis. Wenn die nicht im Jordantal begonnen hätten, alles zu bewässern, was wäre dann aus dem Land geworden?«

Obwohl Meningeome die häufigsten der 150 verschiedenen Hirntumore sind, ist das Glioblastom auf der Neurochirurgentagung das vorherrschende Thema. Immer wieder wird mir beim Zuhören klar, wie viel Glück ich gehabt habe mit meinem »harmloseren« Tumor. Wenngleich Prof. Westphal betont: »Der Begriff gutartig ist irreführend. Denn auch diese Tumore können lebenswichtige Strukturen verdrängen oder führen oft zu einem erhöhten Hirndruck, der bei rapider Entwicklung und einem epileptischen Anfall einen Menschen auf der Stelle umbringen kann. Wenn man durch einen solchen Tumor blind oder gelähmt wird, dann aber noch sehr lange lebt, ist der Begriff ›gutartig‹ relativ.«

Die Ärzte auf der Tagung in Münster scheinen sich bei der Therapie des Glioblastoms jedenfalls einig zu sein: Es gilt so viel wie möglich herauszuoperieren. Das Problematische ist, dass die Gliomzellen durch das ganze Gehirn wandern. Dadurch bleiben selbst nach einer chirurgischen Entfernung immer noch Zellen im sonst gesunden Gehirn zurück. Wenn diese dann weiter wachsen, kommt es zu einem Rückfall. So wird der Krebs wiederkommen. Denn die Zellen scheinen keine Lust zu haben, das Gehirn verlassen zu wollen.

In einigen Vorträgen in Münster geht es auch um die Möglichkeit, die Tumorzellen mit Strahlen zu bekämpfen. Auch hier scheinen sich die Fachärzte einig zu sein: Niedrig bestrahlte Zellen wachsen schneller. Dagegen scheint man mit der höheren Bestrahlung erfolgreicher zu sein. Dadurch konnten, so einer der Referenten, viele Zellen schneller reduziert werden, oder sie starben sogar ganz ab. Auch die Studie der Neuroonkologin Annick Desjardins erfuhr viel Aufmerksamkeit: Sie berichtete von einem Forschungsteam, das 61 Hirntumorpatienten mit gentechnisch veränderten Viren behandelte. Die Idee dahinter war, die Tumorzellen gezielt zu infizieren und dadurch so zu verändern, dass das körpereigene Immunsystem auf den Krebs aufmerksam wird und ihn angreift. Diese Methode scheint das Leben von Patienten mit einem besonders aggressiven Hirntumor zu verlängern. Scheint … denn wirklich bewiesen ist die Wirksamkeit dieser Behandlungsform noch keineswegs. Dazu bedarf es noch weiterer Studien und größerer Zahlen von Betroffenen.

Fallen dem Hamburger Neurochirurgen Westphal auch die vielen jungen Frauen unter den Kongressbesuchern auf? Klar, er ist ja ein Mann: »Das Berufsbild ändert sich, Mädchen wachen früher auf, machen das bessere Abitur, und ihre Medizinzulassungen an der Universität betragen heute 80 zu 20. Die Neurochirurgie eignet sich gut für Frauen, sie sind beharrlich, haben feine Hände, sind geschickt und haben Mitgefühl. Dieser chirurgische Bereich ist allemal besser für sie als zum Beispiel die Unfallchirurgie.« Manfred Westphal ist mit einer Medizinerin verheiratet, hat zwei Söhne. Sie ist Forschungslaborleiterin ebenfalls am UKE und wie ihr Mann dem Krebs auf der Spur. Ihrer beider Welten sind die Klinik und das Labor, dazwischen die wichtigsten Tumorkongresse. Und mir wird immer klarer: Der Kampf gegen den Krebs im Kopf ist ein mühsames Geschäft. Wir kommen in unserem Gespräch dann aber doch noch mal auf mein Meningeom zu sprechen. Und auf das Drumherum vor und nach der Operation. Dass ich in der Nacht davor kein Beruhigungsmittel gegen meine Angst bekomme habe, erstaunt Manfred Westphal: »Normalerweise kriegen alle, die etwas verlangen, eine Tablette vom Anästhesisten. Wenn sie es sagen.« »Ich habe es klar und deutlich gesagt. Das hat aber nichts geholfen. Denn als ich um Mitternacht die Nachtschwester noch mal anklingelte, meinte sie nur, sie könne mir jetzt nichts mehr geben, denn ich komme ja schon um 4.30 Uhr in den OP und das ginge wegen der Narkose nicht mehr. Ich erzähle auch, dass ich nach dem Eingriff auf der Intensivstation nichts gegen mein ständiges Übergeben und gegen die Migräne erhielt. Das erstaunt den Operateur, und er vermutet, dass die Medikamente bei mir eventuell nicht angeschlagen haben: »Denn wir können jedem Patienten mit einem PONV (Postoperative Nausea and Vomiting) Medikamente geben, die mehr oder weniger anschlagen. Bei Ihnen anscheinend eher weniger. Das geht auch ohne Probleme aus der Schublade, ohne ›Unit Dose‹«, erklärt Prof. Westphal. Gegen Migräne habe man dort kein spezifisches Medikament, also auch nicht die Triptane, die ich mir sonst bei schweren Attacken selbst spritze. »Mit unserem System, ›Unit Dose System‹ heißt das, hat quasi jeder Patient seine ihm verordneten Medikamente in einem Säckchen, wir horten nicht mehr, und darum hätte Ihre Migränespritze tatsächlich erst in der UKE-Apotheke bestellt werden müssen.« Wie gut, dass meine Enkeltochter ihr Handy immer griffbereit hat und meinen Mann aufscheuchen konnte, um mir die Triptane-Spritze in die Klinik zu bringen! Das alles ist jetzt aber Geschichte und erfreulicherweise weit weg.

Auf dem Kongress in Münster geht es um Sachthemen, Operationsmethoden, wissenschaftliche Studien und die Erkenntnisse daraus für den Einzelfall. Wobei mir etwas auffällt: Die Patienten kommen aus meiner Sicht kaum vor. Wo bleibt der Mensch? »Der Endpunkt muss in der Tat das Outcome für den Patienten sein. Seine persönliche Quality of Life. Damit er nach einem solchen Eingriff und der Entfernung des Tumors nicht sabbernd im Rollstuhl sitzt. Aber man kann«, so Manfred Westphal weiter, »den Patienten nur in begrenzter Weise in so einen Fachkongress integrieren. Das geht bei anderen Themenfeldern besser.«

Dennoch: Geht es nicht vor allem und an erster Stelle um den Menschen? Den leidenden Kranken? Kein Mensch kann das geballte Wissen dieser Tagung in Gänze aufnehmen, speichern und in seiner Klinik in die Tat umsetzen. Für den Betroffenen ist es wohl das Wichtigste, den für ihn geeigneten Spezialisten zu finden, der ihm mit seinen besonderen Problemen helfen kann. Welche Plastik die richtige ist für seine Schädeldecke. An welcher Klinik ein MRT während der Operation seines Tumors zum besten Erfolg führt? Wer hat welche Optiken, welche Klinik ist finanziell so gut aufgestellt, dass sie die richtigen Geräte anschaffen kann zum Wohle des Patienten? Prof. Westphal zum Beispiel hätte gerne einen Magnetsimulator. Mit dem bei einer Wachoperation genau festgestellt werden kann, ob die Sprache, das Sehen, die Bewegung der rechten oder der linken Hand oder des Fußes durch einen Nerv im Gehirn jetzt gerade betroffen ist. Aber im UKE herrscht derzeit ein Investitionsstopp. Da geht nichts. Dennoch: »Wir sind ja nicht wirklich schlecht ausgestattet …« Das beruhigt mich dann doch.

*Die interessantesten Erkenntnisse der 69. Jahrestagung der deutschen Gesellschaft für Neurochirurgie – meine subjektive Auswahl*

1. Es gibt ein neues Verfahren zur intraoperativen Bildgebung. Während der Operation erhöht ein sogenanntes 5-ALA-Fluoreszenzverfahren die Chance für den Operateur, zum Beispiel ein bösartiges Gliom noch besser und umfassender zu entfernen. Patienten nehmen vor dem Eingriff die Aminosäure in Form eines Medikamentes ein. Dann verwandeln die Tumorzellen im Gehirn die Aminosäure 5-ALA in einen fluoreszierenden Farbstoff, der sich im Tumorgewebe anreichert und unter einem speziellen Blaulicht rot leuchtet. So können die Tumorzellen gezielt entfernt werden. Ein bisher weltweit konkurrenzloses Verfahren.

2. Auch US-Wissenschaftler sind sich klar: Beim Gliom ist die Operation das Mittel der Wahl, so radikal wie möglich. Plus Chemotherapie und Bestrahlung. Mehr geht immer noch nicht. Auch die Thermaltherapie und die Laserablation sind kein großer Fortschritt.

3. Hoch bestrahlte Zellen sterben schneller ab. Also ein Ja zur Hochdosisbestrahlung in kurzer Zeit.

4. Schädelbasis-Meningeome haben eine hohe Rezidivrate, sie wachsen also im Verhältnis zu anderen Tumoren schneller nach.

So interessant die Erkenntnisse aus der Forschung sind, muss ich mich nun wieder meinem eigenen Kopf zuwenden. Denn die Wahrheit ist: Das Meningeom in meinem Kopf wächst. Nur langsam, aber trotzdem. Bereits vor dem Kongress in Münster war ich wieder im MRT gewesen. Zur Kontrolle. Es ist einfach ein Sch… Gefühl, jedes Mal aufs Neue. – Nun war es das fünfte Mal, dass ich in die Radiologie an der Hamburger Alster marschierte, um mich in die Röhre zu legen. Vier Monate und 13 Tage nach dem letzten Kontroll-MRT. Seit dem denkwürdigen Besuch im Münchner Cyberknife-Center. Das mit der Empfehlung endete: Kommen Sie in einem Jahr wieder. Wenn Sie nervös werden, schon in einem halben. Ich würde mich jetzt nicht als »supernervös« bezeichnen. Aber nach knapp einem halben Jahr wollte ich schon wissen, wie es um das ja nicht wegzudiskutierende Wachstum meines »kleinen Freundes« im Gehirn steht. Wächst er gar, wie im Mathematikunterricht zum potenzialen Wachstum gelernt, entlang der aufwärts strebenden Linie im Diagramm? Wie groß ist er jetzt? Sicher, eine kleine Hoffnung trage ich aber auch in mir: Was, wenn er vollkommen verschwunden ist? Nicht mehr sichtbar? Einfach weg? Angst ist nicht erlaubt. »Ich habe beschlossen, dass es mir nur noch gut geht«, murmle ich vor mich hin. Es ist mein Mantra, das mich trägt. Und so parke ich wie immer gegenüber im Parkhaus der Radiologie.

Schon die helle, runde Marmortreppe mag ich nicht hinaufgehen. Mir fällt dort immer der Moment der Diagnose ein, als ich auf der Treppe noch überlegte, wann ich es meinem lieben Mann sagen muss: »Ich habe einen Gehirntumor.« Damals war tiefer Winter. Diesmal hat es 33 Grad in der Innenstadt, enorm heiß für Ende Mai. Aber erst der Anfang eines Supersommers. Die Damen an der Rezeption sind wie immer ausgesprochen freundlich. Ich fülle jedes Mal die gleichen Formulare aus und lache immer in mich hinein, wenn ich in meinem doch schon weit fortgeschrittenen Alter die Frage nach »schwanger – nicht schwanger« lese und das »nicht schwanger« ankreuze. Der Warteraum ist eher eine offene Durchgangshalle, man versteht jedes Wort, wenn sich Patienten hier unterhalten. Ein Ehepaar diskutiert die Gefahr eines Strafzettels am Auto, weil sie kein Parkticket gezogen haben. Dabei gibt es gleich gegenüber ein großes Parkhaus. Aber vielleicht kommen sie ja ohne einen Cent davon – ohne Parkticket und ohne Parkhausgebühren, weil sie gar nicht erst reingefahren sind. »Heven kommt vom Sparn«, heißt es ja auch im Norden. Ich höre amüsiert zu. Der Tiergarten Gottes ist groß, hat meine Mutter immer gesagt. Wohl wahr.

So vergeht die Zeit bis zum MRT mit E-Mails-Lesen und die Website der *Tagesschau* noch schnell durchscrollen. Nachdem ich meinen BH mit den Häkchen ausgezogen habe, darf ich dann doch mein Sommerkleid anbehalten. Angenehm, denn im MRT-Raum ist es immer kühl. Es geht auf die bekannte fahrbare Liege. Die Assistentin gibt mir Ohrstöpsel und Kopfhörer. Sie kennt mich jetzt schon und legt mir klassische Musik aufs Ohr. Fragt noch, ob die Lautstärke gut ist, und schon rutsche ich hinein in die Röhre. Augen zu – und durch. Brahms klingt ganz besonders schön, vor allem nach dem letzten Konzert in der Elbphilharmonie mit Yannick Nézet-Séguin und Hélène Grimaud. Die MRT-Geräusche kommen mir heute fast leise vor. Aber es rattert unverändert wie auf einer Baustelle. Dann wieder drei Minuten surren. Dann wieder Presslufthammer im Beton. Sie hämmern immer unterschiedlich laut und stark. Mit kleinen Pausen dazwischen. Die Assistentin ist so freundlich und informiert mich: »Zehn Minuten sind vorbei«, »Jetzt haben Sie noch 15 Minuten«, »Jetzt sind es noch fünf Minuten«, »Jetzt spritzen wir Ihnen das Kontrastmittel.« Kurz also raus aus der Röhre, die Vene findet die Assistentin schnell, sie spritzt langsam, damit es nicht brennt – und es geht weiter. Beim letzten Mal hatte sie Probleme mit der Vene. Hat sie nicht gleich getroffen, aber klug nicht weiter mühevoll rumprobiert, sondern gleich einen Arzt geholt. Das spricht für ihre Kompetenz, das zeichnet sie aus, sage ich ihr später.

Alles in allem 25 Minuten, anziehen, draußen warten, einen Schluck lauwarmes Mineralwasser trinken, und schon bittet der Radiologe an seinen Tisch. Wie immer: rechts das aktuelle Bild, links davon in chronologischer Reihenfolge die vorhergehenden Aufnahmen. Immer wieder erstaunt mich, wie groß das Meningeom doch tatsächlich war. »Raumfordernd«, wie die Ärzte so einen Tumor nennen. Vielleicht auch, um seine Bedeutung und ihre eigene Leistung zu betonen … Unter dem Tisch schließe ich einen Kreis zwischen meinem Zeigefinger und dem Daumen. So groß war er … und jetzt? Ich kann die Aufnahmen schon ganz gut lesen. Erkenne die Stelle, an der das alte und zugleich neue Meningeom wächst. Es kommt mir allerdings ziemlich klein vor. Vielleicht ist das Wunschdenken? Aber der Arzt holt noch mal seinen Zentimeterstab heraus.

»Wachstum ein Millimeter. Das können Sie derzeit beiseitelegen«, erklärt der Radiologe. Er geht mit dem Curser noch mal genau an die Stelle, zeigt, dass der immer noch vorhandene Tumor derzeit nichts beeinträchtigt. »Erst wenn Sie mit dem rechten Auge Doppelbilder sehen, müssen Sie was machen.« Was soll ich dann machen? Mir wird klar, dass dann eine Bestrahlung ansteht. »Und der kleinere, der andere Tumor, wie geht es dem?« Dem wurde ja bisher noch kaum Aufmerksamkeit geschenkt. Er sitzt ja auch an einer ganz anderen Stelle am Gehirn. Vorne unter der Stirn. Wieder wandert der Curser auf den Bildern herum. Der Arzt vergleicht das erste Bild vom Februar 2017 mit heute: »Da tut sich nichts, der ist immer noch genauso groß und behindert nichts.«

Also lauter gute Nachrichten? Ich lehne mich entspannt zurück. »Es reicht jetzt sicher, wenn Sie erst in einem halben Jahr zur Kontrolle wiederkommen«, meint der Fachmann noch beruhigend. Das Ergebnis entspricht so ganz meiner jetzigen Lebenseinstellung: Alles erst mal beiseiteschieben. Mit dem Schwindel leben, viel Craniosacral-Therapie und Physiotherapie machen, Sport treiben und jeden Tag genießen. Ich nenne das Meningeom ja längst »meinen kleinen Freund« und hoffe, dass er sich darum auch gut benimmt. Nächste Woche habe ich mit meinen neuen Ergebnissen einen Termin bei meinem Neurologen Dr. Theis. Eine zweite Absicherung sollte schon sein. Jetzt rufe ich aber als Erstes meinen lieben Mann an und berichte von den aus meiner Sicht »guten Nachrichten«.

Auch eine andere gute Nachricht hat mich in diesem Sommer sehr berührt: Die Bundesagentur für Arbeit meldet erstaunliche Zahlen zum Thema Geflüchtete: 216000 Syrer, Iraker Iraner, Afghanen, Pakistaner, Somalier, Eritreer und

Nigerianer gehen inzwischen in Deutschland einer sozialversicherungspflichtigen Arbeit nach. Die geringfügig Beschäftigten nicht mitgezählt. Also arbeitet jeder Vierte, der seit 2015 aus Kriegs- und Krisenländern nach Deutschland gekommen ist. Die meisten von ihnen kommen aus Pakistan, an zweiter Stelle folgt Nigeria. Beides Nationalitäten, die in Deutschland lange nicht so häufig anerkannt werden wie etwa die Syrer. Wo sie alle arbeiten? In der Gastronomie, auf dem Bau oder in der Sicherheitsbranche. Gerade die jungen Männer gehen arbeiten. Also jene, die in der öffentlichen Wahrnehmung als Problemgruppe wahrgenommen werden. Dazu machen 28 000 derzeit eine Ausbildung.

Dennoch dreht sich in unserer Gesellschaft weiterhin die Diskussion um das Thema Abschiebung und Kriminalität der Geflüchteten. In Ellwangen haben 150 Asylbewerber in einer Einrichtung versucht, die Abschiebung eines jungen Mannes nach Togo zu verhindern. Der Staat hat Dutzende Einsatzfahrzeuge mit mehreren Hundert Beamten aufgefahren, um dem Recht Geltung zu verschaffen. Der junge Togoer landete in der Justizvollzugsanstalt Pforzheim in Abschiebehaft. So weit, so gut. Dem Recht ist Genüge getan. Bitter wird es nur, wenn genau solche Fälle von der CSU, von der AfD und manchen Blättern zum Duell zwischen den Asylbewerbern und dem deutschen Rechtsstaat hochstilisiert werden. So als könnte man abschieben, ohne Anwälte oder Flüchtlingsorganisationen zu Wort kommen zu lassen. Aber genau davor steht das Recht, der Rechtsstaat und stehen die Gesetze. Wird aber wohl weiterhin schwer sein. Denn in Deutschland gibt es in diesem Sommer 230 000 ausreisepflichtige Ausländer. Davon müssten 63 000 das Land sofort verlassen, weil sie gar keine Duldung haben. Geht aber nicht so einfach. Denn der Staat ist mit diesen Zahlen überfordert. Ich denke, die Polizei sollte ihre Kräfte auf diejenigen Ausreisepflichtigen konzentrieren, die straffällig geworden sind. Das wäre umsetzbar und würde in der Bevölkerung schnell für Zustimmung sorgen – und der AfD nicht mehr so viel Zulauf schenken.

Erfreulicherweise reiste im gleichen Sommer die Bundeskanzlerin Angela Merkel inmitten eines weiteren heftigen Unionsstreites in den Nahen Osten. Sie besuchte die beiden Länder, die im Verhältnis zur Größe ihrer Bevölkerung die meisten geflüchteten Syrer aufgenommen haben: Jordanien und den Libanon. Jordanien hat sich gegenüber dem Internationalen Währungsfonds (IWF) verpflichtet, im Gegenzug für den 2016 gewährten Kredit über 723 Millionen Dollar die staatlichen Subventionen abzubauen und die Schulden zu verringern. Dazu sind die brüderlichen Nachbarn Saudi-Arabien, die Vereinigten Arabischen Emirate und Kuweit Jordanien mit 2,5 Milliarden Dollar für die nächsten fünf Jahre zur Seite gesprungen. Merkel will dem Land in seiner schwierigen Lage beistehen. Jordanien hat eine Arbeitslosenquote von 18,4 Prozent und 1,4 Millionen geflüchtete Syrer aufgenommen. Auch mit Geldern aus Deutschland und der EU.

Im Libanon soll es um Stabilität gehen. Dort leben 1,5 Millionen Flüchtlinge. Das Land hat 4,5 Millionen Einwohner. Die Stimmung gegenüber den Syrern wird dort zunehmend feindselig. Drei von vier der Flüchtlinge leben unter der Armutsgrenze, in Jordanien mehr als die Hälfte. Diese Länder habe ich auch auf meinen Recherchen besucht, und es ist höchste Zeit, dass sich die Bundesregierung hier engagiert.

Denn Europa macht dicht. Die Zeit des liberalen Flüchtlingsschutzes scheint zu Ende zu gehen. Unser Grundgesetz mit dem verbrieften Asylrecht und die Genfer Flüchtlingskonvention scheinen nichts mehr wert zu sein. Keine Regierung in Europa verteidigt offen das europäische Asylrecht. Es ist eine Schande. Und das alles vor dem Druck von rechts und als Reaktion populistischer Parolen.

In dieser ganzen Gemengelage klingt es für mich erst mal gut: Der Franzose Macron und die Deutsche Merkel verkünden ihre Pläne zur Bewältigung der Flüchtlingskrise. Aber bei genauerem Hinsehen wird auch klar: Die lassen dem Rechtsschutz kaum noch Raum. Hintergrund ist ein neues Papier aus der EU-Kommission, wonach vor der inhaltlichen Prüfung eines Asylantrages ein »Zuverlässigkeitsverfahren« vorgeschaltet werden soll. Damit will man erreichen, dass der Geflüchtete unter Umständen überhaupt keinen Asylantrag mehr stellen darf. Es soll immer dann auf »unzulässig« gepocht werden, wenn es irgendeinen Staat in der Nähe der Heimat des Flüchtlings gibt, der aus europäischer Perspektive als sicher eingestuft wird. In diesen Drittstaat will man ihn dann bringen. Eine inhaltliche Prüfung des Asylantrages, wie vom Gesetz vorgeschrieben, wird es dann nicht mehr geben.

Ich lese das einmal und noch einmal und schüttle nur noch den Kopf. Es geht also gar nicht mehr um den Schutz von politisch Verfolgten, sondern nur noch um die Frage, wohin man ihn abschieben kann. Mir wird ganz anders. Und dabei sehe ich die wenigen Schiffe, die immer noch Flüchtlinge aus dem Mittelmeer retten und verzweifelt einen Hafen zum Anlanden suchen. Wo bleiben Ethik, Moral, Mitgefühl in Europa? Es macht mich sehr traurig.

# KAPITEL 10

## Wegbegleiter, ohne die es nicht gegangen wäre: Der Neurologe, die Physiotherapeuten und die Craniosacral-Therapeuten

Als wäre es erst gestern gewesen, erinnere ich mich an das kurze Zögern beim Betrachten der MRT-Aufnahmen bei meinem ersten Besuch in seiner Praxis: »Ich bin ein wenig besorgt, die Lage des Tumors in Ihrem Kopf ist kompliziert, da kommt man schwer dran.« Der Neurologe Dr. Oliver Theis war meine zweite Anlaufstelle nach dem Befund. Es ging ja damals wie beim »Brezelbacken«, wie man in meiner Heimat sagt, wenn alles gut läuft. Das verdanke ich meinem rotarischen Freund, dem Orthopäden Hans-Ulrich Schmidt, der mir einen Tag nach der Diagnose einen Termin für den nächsten Tag beim Radiologen vermittelte und noch einen Tag später beim Neurologen. Dr. Theis verrät mir später im Gespräch: »Ich hatte schon Sorge um Sie, da ich auf den Bildern gesehen habe, welche wichtigen Funktionen und Nervenbahnen genau an der Stelle des Tumors laufen. Aber ich war auch froh, dass es kein Glioblastom sein würde. Dafür sprach das Aussehen des Tumors auf den Kernspintomografiebildern zumindest nicht.«

Seit dieser Zeit ist Dr. Theis mein »neurologischer Hausarzt«. Alle Befunde seit der Operation laufen bei ihm zusammen. Und nach jedem Kontroll-MRT stehe ich bei ihm auf der Matte. Er war es auch, der mir seinerzeit Prof. Westphal im Hamburger UKE als Operateur empfohlen hatte. Dem ich dankbar dafür bin, wie schnell er mir damals einen Termin angeboten hat. Am frühen Morgen, schon für den übernächsten Tag.

Jedes Mal nach einem Kontroll-MRT schreibt Dr. Theis auch ein EEG, ein Elektroenzephalogramm. Damit kann er erkennen, ob im Gehirn eine Gefahr für epileptische Anfälle besteht. Ein Tumor kann die elektrische Aktivität des Gehirns verändern und auf diese Weise epileptische Anfälle provozieren. Das EEG ist für mich erfreulicherweise lange nicht so stressig wie die Röhre des MRT. Ich liege gemütlich in einem nach hinten gekippten Stuhl, der Raum ist abgedunkelt. Nur die Netzmaske auf den Haaren ist nicht gerade förderlich für eine halbwegs ordentliche Frisur. Vor allem, wenn die Elektroden daran dann auch noch mit einer Flüssigkeit festgeklammert werden. Ich schlafe dabei trotzdem regelmäßig ein, was die Hirnströme dann auch sehr gemütlich fließen lässt. So kann mich Dr. Theis jedes Mal beruhigen: kein Hinweis für einen drohenden epileptischen Anfall. Wenigstens das nicht. Auch bezüglich des Millimeterwachstums meines kleinen »Freundes im Kopf« sieht er keinen Handlungsbedarf. Ich gehöre wohl zu seinen »unkomplizierteren« Patienten. Als Neurologe ist er quasi nur die Zwischenstation für die Hirntumorpatienten. Da hört er vor allem zu, ist »seelischer Beistand«, wie er sich selbst bezeichnet. Leitet die Termine zu den richtigen Ärzten in die Wege, verschreibt Rezepte für Medikamente, für die Physiotherapie oder Craniosacral-Therapie. Und er nimmt sich Zeit. Das hilft jedem, der plötzlich einen Tumor in seinem Kopf hat. Er erlebt auch viele tragische Geschichten. Patienten mit nicht mehr therapierbaren, bösartigen Hirntumoren, wie zum Beispiel Glioblastomen oder Hirnmetastasen von anderen Primärtumoren. Die dann im Laufe ihrer Krankheit versterben. Es gibt allerdings auch Fortschritte in der Therapie, durch neu entwickelte Chemotherapien, gezieltere Bestrahlungsmöglichkeiten und verbesserte Operationstechniken sind die Überlebenschancen auch für Menschen mit bösartigen Tumoren größer als noch vor wenigen Jahren. Dr. Theis erzählt mir zum Beispiel von einem 40 Jahre alten jungen Mann mit Kindern, der schon fünf Mal von Prof. Westphal operiert worden ist und dessen voraussichtliche Lebensdauer sich durch die letzte Operation um zwei Jahre verlängert hat. Der Mann lasse alles über sich ergehen: Chemotherapie, Bestrahlungen … Zwei Jahre mehr Leben. Das ist mit einem solchen Befund schon ein Wort.

Aber Dr. Theis erlebt es auch, dass Patienten weitere Operationen oder Chemotherapien ablehnen. Wenn jemand alles ablehnt, dann meist, weil so viel schon versucht wurde, er nicht mehr kann oder nicht mehr will. Bei einer seiner Patientinnen wurde vor vielen Jahren nach einer Operation eine Überlebenszeit von nur noch sechs Monaten prognostiziert. Worauf die Frau in Deutschland alles aufgab und nach Spanien zog. Diese Frau lebe heute noch, erzählt mir Dr. Theis und lächelt. Sie hatte großes Glück. Denn das war vor 14 Jahren – also auch das gibt es, denke ich mir, auch so ein Verlauf ist »drin«.

Ich frage den Neurologen, ob viele seiner Tumorpatienten den Lebensmut verlieren würden oder selbstmordgefährdet seien. »Das ist eher selten«, antwortet Dr. Theis nachdenklich, »viele leiden an der Chemotherapie, auch an der Bestrahlung, die ist körperlich sehr erschöpfend, ermüdend. Aber aus eigenem Antrieb aufgeben – nein, das weniger. Es ist oft ein erster Impuls, der einem durch den Kopf geht. Aber eigentlich möchten die Menschen leben. Gerade bei schweren Diagnosen sollte sich jeder eine realistische Hoffnung bewahren.«

Dr. Theis ist ein Glücksfall. Nicht nur für mich. Nicht nur, weil er seine Patienten mit viel Geduld und Würde behandelt. Sondern vor allem, weil man bei ihm auch mal weinen kann. Wenn einem danach ist. Er reicht dann dezent ein Taschentuch über den großen Schreibtisch – und schon ist alles wieder besser, gelöster, befreiter. Ich habe das jedenfalls so erlebt. Wobei mir voller Erstaunen bewusst wird, dass ich in diesem ganzen Geschehen – von der Diagnose bis heute – nur ganz selten geweint habe. Nie aus Verzweiflung. Einmal aus Erleichterung, als klar war, dass der Tumor nicht bösartig sei. Ein anderes Mal bei einem Spaziergang im Wald an der Alster, weil mich der Schwindel so geplagt hat, dass ich am liebsten wieder mit Stöcken gegangen wäre. Und einmal bei Dr. Theis, in der Sprechstunde. Sonst bin ich einfach eher der Typ, der tief Luft holt, durchatmet, das Stöhnen in ein Knurren übergehen lässt – weitermacht und die Tränen schnell wegwischt.

Aber dieses Weitergehen, das weiß ich heute besser denn je, ist nur möglich, weil ich wertvollen Menschen begegnet bin, die mich dabei unterstützt haben. Tom ist einer von ihnen. Ich kenne ihn, seit er nach meinem Oberarmbruch und gelungener Operation innerhalb von wenigen Terminen die volle Beweglichkeit meines Arms wiederhergestellt hat. Seitdem schwöre ich auf ihn. Nenne ihn den »Mann mit den begnadeten Händen«. Und vereinbarte gleich nach meiner Tumoroperation im Februar bereits für Juni die ersten Termine bei ihm. Sein Beruf: Physiotherapeut. Einziger Nachteil: Er praktiziert auf Mallorca. Noch ziemlich angeschlagen von allem landete ich bei ihm auf der Liege. Tom erinnert sich noch an unsere erste Behandlung im Sommer 2017 nach der OP, als ich mich auf Mallorca erholte: »Ich habe erst mal im Nackenbereich Stück für Stück und ganz sanft die Durchblutung aktiviert. Alles war steinhart bei dir, vom Hinterhaupt bis zum Nacken, wie Beton.« Zudem hat er mich recht lädiert erlebt. So arbeitete er vollkommen ohne Druck. Ich kann mich noch gut erinnern – denn beim geringsten Druck an meinem Hals, unterhalb der Operationsnarbe am Hinterkopf, wäre ich vor Schmerz wahrscheinlich ohnmächtig geworden. Nach der sanften Nackenbehandlung hat sich Tom dann noch an den unteren Rücken gemacht. Genauer an den dorsalen und lumbalen Bereich. Dazu lehnte ich in einem speziellen Massagestuhl, auch weil ich nicht gut auf dem Bauch liegen kann. Langsam, langsam, ging es mir besser. Vor allem der steife Nacken entspannte sich wieder … Ich konnte meinen Kopf wieder drehen.

Der Schwindel blieb zwar, aber vor allem das unsichere Gehen verbesserte sich durch Toms Behandlung. Wenn er allerdings ein wenig zu fest an der Halswirbelsäule massierte, dann wurde mir schnell übel. Das war eindeutig nichts für mich.

Aber insgesamt stabilisierte sich mein Zustand. Die Muskeln und Faszien lockerte Tom beharrlich, die Durchblutung verbesserte sich. Alle Verhärtungen und Ablagerungen in der Muskulatur begannen sich zu lösen. Unter den Händen von Tom gewann ich auch das Vertrauen in meinen Körper wieder.

Dazu ergänzte auf Mallorca Christine als Craniosacral-Therapeutin Toms Behandlungen. Sie erinnert sich an die Anfänge: »Da war im Kopf noch alles geschwollen, höchst sensibel. Ich spürte in meinen Fingern, dass auch die Wirbelkörper blockiert und minimal verrutscht waren. Die Schädellatten schienen nicht beweglich, wirkten wie fixiert. Die Lymphe war gestaut, und ich habe vor allem versucht, den cranialen Fluss wieder zu harmonisieren.« Ihr Ziel war es, emotional Ruhe reinzubringen, Sicherheit zu vermitteln. Ich erinnere mich noch gut, dass ich sehr oft unter ihren sanften Bewegungen in Tiefschlaf gefallen bin. Und mich danach leichter und freier fühlte. Sie habe erfolgreich »Dysbalancen« ausgleichen können zwischen der rechten und linken Schädelhälfte. Damit löste sie sanft die Komprimierung am »Foramen magnum«, an der

Durchtrittsstelle des zentralen Nervensystems. Ziel war es, die Verbindung von Schädelhöhle mit dem Wirbelkanal in einen besseren Fluss zu bringen. Christine räumt aber auch ein: Es ist noch ein langer Weg. Wie beim Skifahren ist mein Schwindel auf der »Wackelplatte«, wie ich das Gerät gerne nenne, vollkommen verschwunden. Allerdings hapert es noch ganz gewaltig am Gleichgewicht. Oh no … manchmal bin ich am Verzweifeln. So brav mache ich alles, was mir von Dr. Theis empfohlen und verordnet wird. Aber manchmal habe ich das Gefühl, es geht so gar nichts vorwärts …

Zurück in Hamburg verbringe ich wie schon in der ersten Zeit nach der Operation viel Zeit mit der Suche nach einem guten Physiotherapeuten oder einer geeigneten Physiotherapeutin. Es erscheint mir fast surreal, wie schwer sich diese Suche gestaltet. Der erste, mit Praxis an der Außenalster, denkt nur an seine Rechnung und kann mit mir nach meiner Kopfoperation wenig anfangen. Nach drei Stunden mache ich dort »die Fliege«. Eine andere Praxis hält es mit den von den Kassen verordneten 20 Minuten sehr genau. Da wird nach 18 Minuten abgebrochen, weil ich zwei Minuten mindestens zum Anziehen brauche. Und jedes Mal behandelt mich jemand anderes. Sehr mühsam und wenig erfolgreich. Also entscheide ich auch dort: Ich komme nicht wieder.

Inzwischen weiß ich, dass es sechs Physiotherapieschulen in Hamburg gibt. Die nach meinen Recherchen jedes Jahr rund 300 ausgebildete Physiotherapeuten auf den Markt werfen. Was da aber ankommt – ist zumindest bei meinen ersten Versuchen nicht gerade überzeugend.

Aber reden hilft. Sage ich immer. Kommunikation ist alles. Also erzähle ich im Freundeskreis von meinen Physioerlebnissen. Und siehe da, eine Freundin empfiehlt mir ihre Therapeutin, die allerdings nur in der Innenstadt ins Haus kommt. Aber sie macht sich auch mal zu mir auf den Weg. Guckt sich meine Problemzonen an, meinen schwindeligen Gang, und empfiehlt mir Susann. Mit der sie gemeinsam an einer Physiotherapieschule unterrichtet. Die kommt auch nach Hause. Ist bereits von ihrer Kollegin gut vorinformiert und macht sich, wie sie so schön formuliert: »Ein Bild und guckt, wohin die Reise geht.«

Vor allem meine Aussagen zum Gehschwindel irritieren sie sehr. Dass es so etwas gibt? Ich drucke ihr meine Recherchen aus, und wir machen uns gemeinsam »auf die Reise«. Wohin zeigen die Schultern? Wie ist die ganze Haltung? »Ich habe viele Schwindelpatienten«, erzählt Susann. »Und jeder ist anders.« Sie brennt für ihren Beruf, das merke ich. Kommt jedes Mal mit neuen Übungen und Aufgaben für mich, will meinen Gang verbessern, meine Haltung aufrichten, erzählt vom Hühnchen, das nickt und eben nicht wie ein Hahn nach vorne pickt. Es macht Spaß, mit ihr zu arbeiten, aber die Gleichgewichtsübungen sind für mich unverändert ein Problem. Da bin ich noch richtig schlecht. Vor allem, wenn Susann fordert, dass meine Beine ganz nah beieinander stehen – da wackle ich dann ganz gewaltig. Nach wenigen Trainingsminuten baut sie dann immer eine Ruhephase ein, weil sie sagt, dass sich das Gehirn dann wieder neu sortieren muss. Auf einem Bein stehen – mein Horror! Schaffe ich immer nur für zwei, drei Sekunden. Aber: Wir geben nicht auf!

Nach der aktiven halben Stunde geht Susann dann mit ihren Händen an mein Genick – das leider mit extremem Schwindel reagiert. Ich fasse es nicht. Susann kriegt nach der Stunde eine höchst irritierte SMS von mir: »Was haben Sie denn da bloß mit mir gemacht?« Was ihr, das erfahre ich später, dann eine schlaflose Nacht bereitet. »Es gibt einfach immer mal wieder einen Rückschritt«, beruhigt sie mich später, »aber wir haben noch ganz viel Luft nach oben«, da ist sich Susann sicher. Es ist jetzt das zweite Jahr nach der Operation.

Der Herbst zeigt sich überall. Ich werde unruhig. Hätte jetzt so gerne mal wieder mein ganz normales Leben zurück. Schwindelfrei und mit aufrechtem, geraden Gang. Aber Geduld ist angesagt. Ziemlich schwer fällt mir das manchmal. Aber dann wiederum: Welche Wahl habe ich schon?

Schon viel früher hat mir Margitta als erfahrene Heilpraktikerin mit ihrer Kopfbehandlung bei Migräne geholfen und kam direkt nach der OP zu mir nach Hause, um mich zu behandeln. Inzwischen lege ich wieder meinen operierten Kopf vertrauensvoll auf ihre Liege mit dem zauberhaften Blick durch das Glasdach in die schönen alten Kiefern. Der schwere Eingriff, so erinnert sich Margitta heute noch, war mir deutlich anzumerken. Ganz vorsichtig tastete sie sich beim ersten Mal an die Narbe heran am Hinterkopf. Der feinste Druck war nicht möglich. Viele ihrer Craniogriffe deshalb auch nicht. Es war ein langer Weg, den wir beide vor uns hatten: Die craniosacralen Strukturen mussten entspannt werden, die Durchtrittsstellen für die Hirnnerven frei werden: »Ich mache das über die Schädelknochen und über das Membransystem. Also über Falxen, die im Schädel liegen. Vor allem das Tentorium ist bei einer solchen Behandlung wichtig. Das ist eine Membran, die Groß- und Kleinhirn unterteilt. In dem Bereich hat der Operateur seinen Schnitt angesetz.«

Ich lasse mir, wenn ich nicht gerade wieder bei der Behandlung einschlafe, genau erklären, was sie mit ihren sanften Händen und Fingern so macht. Ich weiß ja inzwischen, dass an dieser Stelle auch der 8. Hirnnerv sitzt, der Vestibulocochlearis, der Gleichgewichtsnerv. Margittas Ziel ist es, die Strukturen um diesen Nerv herum freizusetzen, dass er entspannt ist und nicht komprimiert wird. Sie vermutet, dass mein Schwindel durch eine Kompression im Membransystem erzeugt wird. Meistens verlasse ich das kleine Gewächshaus fröhlich, entspannt und oft zumindest ein wenig »schwindelfreier«. Aber nicht immer. Es gibt auch Behandlungstage, an denen ich danach kaum nach Hause gehen kann, schwanke und nur mit Mühe die Linie auf dem Bürgersteig halte. Es ist einfach nur anstrengend. Mal auf, mal ab. Erst einen Tag später ist dann die heftige Schwindelattacke verschwunden und hat sich »normalisiert«. Aber ohne Schwindel bin ich einfach nie. Aber Margitta sieht das wie Susann. Es gibt Rückschläge, aber ich darf nicht aufgeben. Sie behandelt oft auch Babys, die unter anderem den Kopf nicht drehen können, die eingeschränkt sind in ihren Bewegungen. Mit wenigen Handgriffen kann sie oft helfen, und die Babys können sich normal entwickeln. Margitta betont: »Bei jedem Menschen ist es entscheidend, dass der Liquorfluss stark und kräftig ist. Es ist ein Rhythmus von Füllen und Entleeren, welcher sechs bis 14 Mal in der Minute stattfindet. Dieser Körperpuls ist der craniosacrale Rhythmus, der über das Bindegewebe durch den ganzen Körper geleitet wird. Also Einfluss hat auf das zentrale und vegetative Nervensystem, auf Muskeln und Skelett, die Gefäße, die Lymphen und das Hormonsystem.« Und dabei, darüber sind sich alle Craniosacral-Therapeuten einig, die Selbstheilungskräfte eines Menschen aktiviert. – Die Hoffnung stirbt zuletzt.

In diesem Sommer 2018 ist auch beim Blick in die Welt Geduld angesagt: Das Thema »Geflüchtete« ist immer noch in den Schlagzeilen und in der Diskussion. Die EU-Staaten haben sich bei ihrem letzten Brüsseler Gipfel auf geschlossene Aufnahmelager in den EU-Ländern geeinigt. Sie sollen auf freiwilliger Basis errichtet werden. Aus diesen Lagern heraus sollen dann die Flüchtlinge auf diejenigen Staaten verteilt werden, die sich freiwillig an der Aufnahme beteiligen.

Ich fasse es nicht. Auch wenn einige Politiker diese Zentren beschönigend als »Ankerzentren« bezeichnen, sind es Lager, nichts anderes. Lager, in denen die Menschen eingeschlossen sind. Und dorthin will man auch Frauen und Kinder bringen.

Menschen, die besonders großen Gefahren ausgeliefert waren, die auf ihrer Flucht meist Traumatisches erlebt haben. Die nicht nur aufgrund unseres Grundgesetzes, sondern auch als Forderung des UNHCR »des besonderen Schutzes« bedürfen. Da ist eine mehrmonatige Unterbringung in einem solchen Zentrum aus meiner Sicht nur eine weitere Gefahr für Leib und Seele.

Wir wissen doch spätestens seit dem Sommer 2015, wie schwierig es ist, in den Erstaufnahmezentren die verschiedenen Ethnien zu befrieden. Oft gab es da Konflikte und Gewalt. Jetzt dann auch noch zusätzlich zu den unterschiedlichen Ethnien Frauen und Mädchen dazuzupacken – das kann nicht gut gehen.

Über das Aufnahmelager Manching bei München berichten Organisationen von katastrophalen Zuständen für Frauen und Mädchen. Weder Hebammen noch Familienberaterinnen oder ehrenamtliche Rechtsberaterinnen erhalten Zugang. Dabei sind die rechtliche Beratung und die psychologische Unterstützung doch besonders für Frauen wichtig. Denn sie fliehen ja nicht nur aus den Kriegsgebieten vor den Bomben und der Gewalt, sondern auch vor geschlechtsspezifischer Verfolgung, wie Zwangsheirat, Genitalverstümmelung, Gewalt im Namen der Ehre oder der Zugehörigkeit zu einer verfolgten Ethnie. Laut einer Studie der Charité Berlin aus dem Jahr 2017 sind Mädchen und Frauen vor allem in Sammelunterkünften sexueller Belästigung ausgesetzt. Sie fühlen sich zudem gezwungen, ein Kopftuch zu tragen oder sich komplett zu verschleiern, um unangenehme Kommentare oder gar Bedrohungen durch die Männer zu vermeiden. Dazu das Damoklesschwert, das stets über ihnen schwebt: eine drohende Abschiebung, wenn das Asylverfahren noch nicht durch ist. Da trauen sich die Flüchtlingsfrauen selten, eine Aggression eines Mannes anzuzeigen. Und oft können sie es auch gar nicht, weil ihnen dazu die notwendigen Sprachkenntnisse fehlen. Im Übrigen verhindern solche geschlossenen Aufnahmelager genau die Integration, die wir alle doch so dringend fordern. Deshalb müssen Frauen und Mädchen getrennt von den männlichen Geflüchteten untergebracht werden. Damit sie wirklich eine Chance auf eine Zukunft haben. Was sich hier wieder zeigt: Es ist fatal, dass sexualisierte Kriegsgewalt immer noch kein Asylgrund ist. So kommt es, dass sich die Mitarbeiter im Bundesamt für Migration und Flüchtlinge auch gar nicht mit diesem Thema auskennen. Es ist noch viel zu tun. Gerade wir Journalisten müssen informieren und den Finger auf die Wunden legen. Wenn dann die AfD-Fraktion im Deutschen Bundestag und auch die polnische Regierung in Sachen Ankerzentren Beifall klatschen und von »der richtigen Richtung« sprechen, dann sollten wir uns wirklich fragen, wohin sich Europa und der Humanismus bewegen.

# KAPITEL 11

## Immer noch unerforscht: Lassen Hormone Tumore wachsen?

Frauen und Hormone – ein lebenslanges Thema. Erst nehmen wir die Pille, damit wir nicht ungewollt schwanger werden. Wir werden überschwemmt von körpereigenen Hormonen, wenn wir uns verlieben, unsere Menstruation einsetzt oder wir ein Kind bekommen, und schließlich fehlen sie uns dramatisch in der sogenannten Menopause, den Wechseljahren. Ich erinnere noch wie heute, als meine ältere Schwester mit ihrem kleinen hellblauen Käfer auf unseren Hof fuhr, den linken Arm aus dem Fenster schwenkte und glücklich rief: »Ich hab sie, ich hab sie!« Damit meinte sie die Antibabypille. Das war 1962. Ich war 16. – Vier Jahrzehnte und zwei Kinder später musste ich mir aus medizinischen Gründen die Gebärmutter und die Eierstöcke entfernen lassen. Und ab da dann auch wieder: Hormone einnehmen in Pillenform. Nur noch Östrogen. Medizinisch nennt sich das Hormonersatztherapie.

Ich erinnere mich an meine eigene typisch weibliche Hormonvita. An die Diskussionen über die großen Untersuchungen in den Vereinigten Staaten zum Einfluss von Hormonen bei Brustkrebs. Jahrelang haben damals Ärzte Hormone verboten, wenn eine Frau an Brustkrebs erkrankt war. Inzwischen weiß man aber, dass es Ungenauigkeiten in der Forschung gab, wodurch die Ergebnisse nicht als repräsentativ gelten können. Dennoch herrscht immer noch große Unsicherheit: Was bewirken künstlich zugeführte Hormone wirklich?

Auf dem Neurochirurgenkongress in Münster erfahre ich, dass 71 Prozent der Meningeom-Patienten weiblich sind. Ich finde das alarmierend und frage mich, ob es auch hier einen Zusammenhang zwischen der Erkrankung und den typisch weiblichen Hormonen wie Östrogenen und Gestagenen gibt. Der Neurochirurg Prof. Manfred Westphal, der mich operiert hat, räumt ein, dass es einen Zusammenhang gibt – aber er gibt auch zu: »Wir kennen ihn nicht.« Das zu untersuchen scheint aber wenige der Neurochirurgen zu bewegen. So jedenfalls kam mir das in Münster vor.

Zwei Frauen aber kümmern sich intensiv um dieses Thema: Dr. Anneliese Schwenkhagen und Dr. Katrin Schaudig. Beide sind Hormonspezialistinnen in Hamburg. Das ist spannend. Ich vereinbare einen Interviewtermin, und sie sagen ganz unkompliziert sofort zu. Immer wieder, erzählen sie mir, kommen auch Patientinnen zu ihnen, denen während einer Hormonersatztherapie mit Östrogen und Progesteron wegen eines Meningeoms das Absetzen der Hormontherapie empfohlen wird. Wie bei mir werden die Tumore nur zufällig entdeckt, etwa weil die Frauen wegen ihres Schwindels zum Neurologen gehen. Und auch wie bei mir ist bei vielen anderen das Meningeom nicht die Ursache für den Schwindel. Die Frage, die wir uns dann alle stellen müssen: Sollen wir weiterhin Hormone einnehmen, gegen die klassischen klimakterischen Beschwerden – oder einfach alles absetzen? Dabei ist auch klar: Ein Drittel aller Frauen ab 50 Jahren leidet heftig unter den Wechseljahresbeschwerden.

Die beiden Hormonspezialistinnen räumen ein, dass man aufgrund der derzeit vorhandenen Daten in der Wissenschaft eine »provozierte Wachstumszunahme« des Tumors durch die

Hormontherapie nicht ausschließen kann. Sollte sich die Patientin dennoch dafür entscheiden, weiter Hormone zu nehmen, weil sie zu sehr unter den Folgen der Wechseljahre leidet, dann empfehlen Dr. Schwenkhagen und Dr. Schaudig engmaschige kernspintomografische Kontrollen. Um eine rasche Größenzunahme nicht zu übersehen. Sollte das Meningeom allerdings an einer ungünstigen Stelle im Kopf sitzen, weil es dort erhebliche Folgen für die Patientin hätte und ein operativer Eingriff nicht ohne Folgen wäre, dann sind die beiden Ärztinnen ganz klar und radikal für das Absetzen der Hormone.

Das ist wenigstens mal eine deutliche Position. Ich werde also selbst noch für mich klären müssen, was ich mit meinem Hormonbedarf an Östrogen, Progesteron und Testosteron jetzt in Zukunft mache. Der Termin in der Hormonsprechstunde steht – ich bin gespannt, was herauskommen wird. Vor allem, da ich seit einem Jahr anstelle der Hormonpflaster, die neben natürlichem Östradiol ein synthetisches Gestagen enthalten, natürliches Progesteron als Gestagenkomponente verwende. Sowohl das im Allgemeinen eingesetzte Östradiol als auch das Progesteron sind bioidentisch. Was sowohl für die von der Industrie vertriebenen Produkte als auch für die von Apotheken nach Magistralrezepturen hergestellten Produkte gilt.

Interessant wird es dann aber für mich im Gespräch mit den Hormonspezialistinnen, wenn es um die Erklärung für die Hormonabhängigkeit des Meningeomwachstums geht. In der medizinischen Literatur findet man viele Fälle, die einen Zusammenhang zwischen Schwangerschaft und Meningeomwachstum beschreiben. Bei einigen werdenden Müttern ist das Meningeom aufgrund der vermehrten Schwangerschaftshormone im Kopf geradezu »explodiert«. In vielen Studien konnte zudem gezeigt werden, dass auf der Oberfläche von etwa 70 bis 90 Prozent der Meningeome Progesteronrezeptoren nachweisbar sind. Östrogenrezeptoren werden dagegen nur in 30 bis 50 Prozent gefunden. Aber auch Testosteron und andere Hormonrezeptoren konnten bei manchen Gehirntumoren nachgewiesen werden.

Bei all diesen Erkenntnissen wundert es nicht, wenn das Internet und besonders das Hirntumorforum voll ist von irritierten und aufgeregten Tumorpatientinnen. Und auch ich beschließe, mich im Forum weiter umzuhören und herauszufinden, welche Erfahrungen und Erkenntnisse die anderen gesammelt haben.

*Florpold: Was gibt es Neues in Sachen Meningeomen und Hormone? Wer kennt sich da ein wenig besser aus?*

*M.: Tatsächlich kann erst nach einer OP, Teil-OP oder Biopsie des Meningeoms in der pathologischen Untersuchung des Zellmaterials festgestellt werden, ob Rezeptoren für Hormone vorhanden sind. Es ist mittlerweile – laut Aussage mehrerer Neurochirurgen – bekannt, dass zwischen Meningeomen und Hormonen ein Zusammenhang besteht. Meine Frauenärztin und sogar ein Endokrinologe hatten (vor einigen Jahren) davon noch nie etwas gehört und darauf gedrängt, ich solle die Pille nehmen (hab ich auch, und in den Monaten ist der Tumor gewachsen, damit war für mich ein Zusammenhang klar). Mein Neurochirurg hat übrigens damals nur die Hände über dem Kopf zusammengeschlagen und gesagt, wenn man etwas nicht wüsste, bedeute das ja nun nicht, dass es nicht existent sei (oder sein könnte). Ich habe für mich beschlossen, niemals Hormone zu nehmen (auch nicht Mönchspfeffer oder Johanniskraut). Ich habe es einfach schon zu oft erlebt, dass Ärzte, die vom Thema wenig Ahnung hatten, meinten, nur weil sie sich nicht auskennen, könne man als Patient ein Risiko eingehen. Daraus leiten sich auch oft (nicht immer) die unterschiedlichen Meinungen ab.*

*A.: Nur noch ein Beispiel: Habe seit Längerem wirklich starke Wechseljahresbeschwerden, bei denen wirklich eine Hormongabe aus GYNÄKOLOGISCHER Sicht vertretbar und auch medizin. indiziert wäre. Aber: da meine Gynäkologin um mein Meningeom weiß, weigert sie sich strikt, mir Hormone zu geben. Genauso verhält sich mein Endokrinologe: Da mein Meningeom nicht nur am Sehnerv, sondern auch nahe der Hypophyse liegt, muß ich 1x jährlich zum Endokrinologen zwecks Überprüfung der Hypophysenhormone. Auch dieser weigert sich – trotz massiver Beschwerden – mir Hormone zu geben wegen dem bekannten Risiko. Was ich damit sagen will: Ich erlebe zunehmend eine verstärkte »Sensibilisierung« der Ärzte bzgl. des Zusammenhangs zwischen Meningeomen und Hormonpräparaten.*

*J.: Die Ablehnung jeglicher Hormoneinnahme meines Endokrinologen und übrigens auch meiner Frauenärztin beruhen einfach auf deren »Angst«, dass eine Hormoneinnahme MÖGLICHERWEISE ein Wachstum des Meningeoms begünstigen könnte, wobei das eben NICHT sicher ist, da man natürlich bei mir nicht weiß, ob mein M. überhaupt Hormonrezeptoren hat. Und sicherlich: Man kann auch – OHNE jegliche Hormoneinnahme – hormonrezeptor positive Meningeome bekommen, wie das ja bei dir der Fall zu sein scheint. Im Übrigen hat mir das der Endokrinologe gestern auch so gesagt: lt. seiner Aussage können allein die KÖRPEREIGENEN Hormone, die ja jede Frau hat, eben auch die Entstehung von Meningeomen begünstigen OHNE jegliche zusätzliche Hormoneinnahme von außen. Nur will er dieses schon sowieso gegebene Risiko bei mir nicht noch verstärken durch eine zusätzliche Hormongabe.*

Nachdem ich all das gelesen habe, ist mir keineswegs wohler. Und noch etwas ist neu für mich: Das Gehirn kann selbst Hormone bilden. Das bestätigen auch die beiden Hormonspezialistinnen. Und sie bedauern, dass sie immer erst nach einer Meningeom-Operation ins Spiel kommen. Sie fordern schon lange, dass in Deutschland ein Jahr lang jedes operativ entfernte Meningeom und jeder entfernte Gehirntumor histologisch auf Hormone untersucht werden müsse. Dann hätte man innerhalb eines Jahres belastbare Daten, um den Einfluss der Hormone auf den Tumor genauer benennen zu können.

Was man bereits weiß: Bei anderen Hirntumoren kann Östrogen von Vorteil sein. Ebenso bekannt ist, dass die Antibabypille das Risiko auf ein Glioblastom erhöht. Während in den USA wiederum Glioblastome mit Östrogenrezeptoren behandelt werden.

Die Ärztinnen jedenfalls sind immer noch auf der Suche nach dem Zusammenhang. Weil es so viele Wechselwirkungen gibt. Auch die, dass manche Hormone die Tumore schrumpfen lassen. Eine wunderbare Erkenntnis.

Im Spätsommer 2018 sitze ich bei den beiden Ärztinnen im Wartezimmer. Drei Monate nach dem letzten MRT mit dem »vernachlässigbaren« Wachstum. Ich will jetzt wissen, wie mein Hormonstatus genau ist, und mich auch noch mal in aller Ruhe nach allen Recherchen mit ihnen beraten: Soll ich weiter bioidente Hormone nehmen? Und wenn ja, welche? Oder bleiben die Ärztinnen bei ihrem strikten Nein, auch im Fall meines Meningeoms?

Dr. Katrin Schaudig lacht mich herzlich an, als ich ihr genau diese Frage stelle: »Das habe ich mir schon gedacht, dass es darauf hinausläuft«, meint sie und wird dann sachlich: »Progesteron können Sie weglassen, Testosteron macht vermutlich nichts kaputt, und wegen des Östrogens empfehle ich engmaschige Kontrollen, ob das Meningeom stärker wächst oder so wie bisher.« Damit kann ich gut leben. Wobei ich für mich persönlich abgewogen habe: keine Hormone mehr einnehmen und dafür heftige Wechseljahrsbeschwerden? Nein – dazu habe ich überhaupt keine Lust. Im Januar 2019, also knapp zwei Jahre nach dem Eingriff, soll ein nächstes MRT Klarheit bringen. Dann kann ich meine Entscheidung noch mal überdenken … Ziemlich beruhigt und gelassen springe ich jetzt in mein kleines Stadtauto. Das Thema ist abgehakt. Zumindest fürs Erste.

Ein anderes Thema ist leider alles andere als abgehakt. Und sie bewegen mich immer wieder aufs Neue, die Nachrichten, die mich jeden Tag zur Situation der Flüchtlinge erreichen. In diesem Herbst, so knapp vor den Landtagswahlen in Bayern, macht ein Wort Furore, das wir aus dem Sport gut kennen: »Spurwechsel«. Soll heißen, dass Asylbewerber, die eine Ausbildung hinter sich haben, gut Deutsch sprechen und mit einem festen Arbeitsplatz integriert sind, nicht mehr nach dem Asylgesetz, sondern nach einem noch zu schaffenden Einwanderungsgesetz beurteilt werden sollten. Das ergibt für mich Sinn, das klingt pragmatisch. Der Vorschlag kam vom CDU-Ministerpräsidenten Daniel Günther aus Schleswig-Holstein. FDP und Grüne finden das gut, die SPD zeigt sich offen. Nur die Christsozialen wehren sich vehement. Vor allem die CSU in Bayern. Hier wird der Vorschlag lautstark abgelehnt. Wie überhaupt in Sachen Flüchtlinge seit dem Sommer 2015 aus Bayern nur Finsteres zu vernehmen ist: Da spricht der Ministerpräsident von einer »Anti-Abschiebe-Industrie«. Oder von »Asyltourismus«. Erfreulicherweise findet der Präsident des Bundesverfassungsgerichtes, Andreas Voßkuhle, im Interview mit der *ZEIT* dafür klare Worte: »Wer rechtsstaatliche Garantien in Anspruch nimmt, muss sich dafür nicht beschimpfen lassen.« Und dazu sagt er: »Eine solche Rhetorik halte ich für inakzeptabel.«

Da kann man nur hoffen, dass die Mehrheit der Bundesbürger diese Ansicht des Bundesverfassungsgerichtspräsidenten teilt. Denn unverändert bestimmen die Themen rund um die Flüchtlingssituation im Mittelmeer und in den anliegenden Staaten die Schlagzeilen. Nun kommen plötzlich in Spanien die meisten Boote aus Marokko an. Das ist die neue Flüchtlingsroute. Dabei machen sich aus Afrika immer weniger Menschen auf den langen, gefährlichen Weg. Sollte es plötzlich greifen, dass Europa für 32 der ärmsten Staaten südlich der Sahara alle Zölle auf null gesetzt hat, um dadurch die Märkte zu öffnen? Bleiben deshalb die Menschen wieder eher dort? Sehen sie vielleicht eine Zukunft in ihrem Land? Denn unverändert ist es eine bittere Tatsache: Europa macht die Grenzen dicht. Österreich fordert gar, alle Schiffe mit den Geretteten aus dem Mittelmeer wieder zurück nach Libyen zu schicken. Die neue italienische Regierung aus dem rechten und dem linken Lager lässt sie in keinen italienischen Hafen mehr einlaufen. Die aus dem Wasser geretteten Menschen kauern zum Teil wochenlang auf den Booten, die dafür gar nicht ausgestattet sind. Und von der deutschen Botschaft in Beirut, der Hauptstadt des Libanon, erreichen uns dramatische Zahlen: Demnach haben in diesem Herbst 22 116 Angehörige in der Auslandsvertretung um einen Termin zur Erteilung eines Visums für Deutschland gebeten. Denn ihren Vätern, Brüdern, Söhnen, die es nach Deutschland geschafft haben, steht der »subsidiäre Schutz« mit Familiennachzug zu. Aber nur 1 000 Menschen pro Monat ist das laut neuem Koalitionsvertrag erlaubt. Das kann nicht funktionieren. Das ist menschenverachtend. Denn in Deutschland leben seit dem Sommer 2015 192 400 registrierte Flüchtlinge mit subsidiärem Schutz. Überwiegend Syrer. Wie soll denn das alles gehen? Und nochmals und immer wieder muss es gesagt werden: Im Libanon, in Jordanien, in der Türkei und in den griechischen Flüchtlingslagern warten rund 3,6 Millionen syrische Frauen und Kinder. Ein Zurück in die Heimat gibt es noch immer nicht. Auch wird Präsident Assad wohl bald ganz Syrien wieder in seiner Hand haben. Nur noch Idlib im Nordosten Syriens mit rund drei Millionen Menschen, darunter eine Million Kinder, steht Ende des Jahres 2018 noch nicht unter seiner Herrschaft. Dorthin haben sich die unterschiedlichen Kämpfergruppierungen und vor allem die Zivilisten zurückgezogen. Idlib – das neue letzte Drama? Dazu kommen 20 000 bis 30 000 Kämpfer der IS-Terrormiliz, die laut UN-Bericht immer noch im Land sind. Und die beteiligten Staaten reden scheinheilig über eine »Deeskalationszone«. Drei dieser vier Zonen hat das Assad-Regime bereits zurückerobert. Nun geht es nur noch um Idlib. Dort scheint das Schicksal der Menschen besiegelt. Denn von hier können sie nicht mehr weg, wie einst aus Homs, Hama oder Ostghuta und Deraa. Die Türkei hat ihre Grenzen fest geschlossen. Erdogan bettelt bei Putin wenigstens um eine Waffenruhe. Denn auch Russland hat wohl kein großes Interesse mehr daran, dass der Krieg sich noch Jahre hinzieht und ein weiteres Massaker jeden politischen Ausgleich unmöglich macht. Während in Syrien Millionen Menschen um ihr Leben zittern, kursieren in Deutschland weiter die Sätze »Deutschland den Deutschen« und »Ausländer raus« … Da kann man als Demokratin und liberal fühlender Mensch nur noch verzweifeln.

# KAPITEL 12

## Von Senator John McCain bis Elisabeth Taylor. Prominente Tumorpatienten und wie sie mit dem Krebs umgegangen sind

Jeder kennt das: Wenn man schwanger ist, sieht man plötzlich überall Frauen mit Babybauch oder Kinderwagen. Wenn man frisch geschieden ist und allein mit zwei kleinen Kindern, sieht man nur glückliche Familien um sich herum. Und wenn man einen Gehirntumor hat, nimmt man viel stärker wahr, wer noch alles an einem Tumor erkrankt ist. Besonders betroffen gemacht hat mich das Schicksal von John McCain, dem US-Senator. Und vor allem seine Todesnachricht hat mich unglaublich bewegt. Denn sein politischer Kampf gegen Donald Trump, seine Vita als US-Veteran und als Gefangener des Vietcong zeichneten ihn als herausragenden Kämpfer aus. Einer, der nie Schwächen gezeigt hat. Dann aber: ein Gehirntumor. Vollkommen fassungslos lese ich in der Zeitung, was Kelly Sadler, Mitarbeiterin im Weißen Haus in Washington, bei einer inneren Presserunde zu einem Votum des Senators gesagt hat. John McCain hatte sich, bereits schwer krank, gegen die Entscheidung von Donald Trump, die CIA-Agentin Gina Haspel an die Spitze der CIA zu berufen, gestellt. Sadler ließ daraufhin höchst abfällig über den kranken Senator verlauten:

»Es macht nichts, er stirbt sowieso.« Dazu fällt mir nichts mehr ein.

Laut Medienberichten rief Kelly Sadler zwar hinterher McCains Ehefrau Cindy an, um sich zu entschuldigen. Denn Cindy McCain hatte auf diese respektlose Bemerkung öffentlich mit einem Kommentar auf Twitter reagiert: »Darf ich Sie daran erinnern, dass mein Ehemann eine Familie hat, sieben Kinder und fünf Enkel.« Zwar musste Sadler wenige Tage nach ihrem Ausspruch das Weiße Haus verlassen, aber das macht ihre Worte nicht unvergessen. Er scheint für mich eher das Symptom für einen Stil zu sein, der sich in Washington in der Regierungszentrale verbreitet hat: verletzend und einfach nur übel.

John McCain litt an einem aggressiven Hirntumor, einem sogenannten Glioblastom. Wie so oft, ein Zufallsbefund bei einem jährlichen Check-up in seinem Heimatstaat Arizona. Eigentlich sollte nur ein Blutgerinnsel hinter seiner Stirn beseitigt werden. In seinem nun letzten Buch *The Restless Wave* (zu Deutsch etwa: *Die rastlose Welle*) beschreibt er, wie der Hirntumor bei ihm entdeckt wurde. Wie er den Befund im ersten Moment gar nicht so ernst genommen hat, erst nachdem einer der Ärzte Senator Edward »Ted« Kennedy erwähnte. Da wurde ihm klar, dass es wohl gefährlich werden könnte. So beschreibt der Vietnamveteran seine Reaktion. Edward Kennedy, Demokrat und jüngerer Bruder von John F. Kennedy, war 2008 ebenfalls an einem Glioblastom erkrankt und ein Jahr später trotz intensiver Radio- und Chemotherapie daran gestorben.

Die Chemotherapie, die Bestrahlungen, das hat John McCain auch alles tapfer ertragen. Auch da gab er nicht auf. Erschien immer noch im Senat der USA, kämpfte vor allem gegen Präsident Donald Trump und seine Politik. Zwar waren beide Republikaner, aber sie sind alles andere als

Freunde gewesen. Trump hat schon in seinem Wahlkampf über den Senator gelästert: für ihn sei der Senator »kein Held«. Denn: »Ich mag Leute, die nicht gefangen wurden, okay?« John McCain verfügte, dass der Präsident nicht an seiner Beerdigung teilnehmen durfte. So ist es dann auch geschehen. Ganz Amerika zollte ihm dagegen den letzten Respekt.

Alle Glioblastom-Patienten müssen sich mit der bitteren Tatsache auseinandersetzen, dass diese Art von Gehirntumor bisher nicht heilbar ist. Ärzte können immer nur versuchen, das Fortschreiten der Erkrankung zu verzögern. Wie lange das gelingt, hängt sehr vom Patienten ab. Von ihrer Fitness. Und John McCain schien fit zu sein. Kurz nach dem ersten Eingriff stand er im Senat der USA und brachte mit seiner Stimme Trump eine empfindliche Niederlage bei. Der wollte die Gesundheitsreform seines Vorgängers Barack Obama »Obamacare« beenden. Eine Narbe zog sich deutlich sichtbar für alle Fotografen und Kameras über seinem linken Auge durch die Stirn, zentimeterlang.

Wo sich der Tumor genau bei John McCain befand, wollte die behandelnde Mayo Klinik in Phoenix/Arizona nicht sagen. Aber viele erfahrene Neurochirurgen vermuten, dass der Tumor am Frontallappen gesessen haben könnte. Der wiederum zuständig ist für die Kontrolle der Emotionen und die psychomotorische Geschwindigkeit. Die braucht man, um Aufgaben oder auch körperliche Tätigkeiten zu verrichten. Wie etwa die Arme drehen und gleichzeitig mit dem Kopf nicken und rückwärts zählen. Außerdem kann bei einem Tumor in dieser Region das Bewegungszentrum der gegenüberliegenden Körperhälfte betroffen sein.

Die letzte Tat des schwer kranken Politikers John McCain war der bereits erwähnte Versuch, die Berufung von Gina Haspel an die Spitze der CIA zu verhindern. Er lehnte sie vor allem deshalb ab, weil die 61-jährige stellvertretende CIA-Chefin an einem Programm zur Inhaftierung und brutalen Vernehmung von Terrorverdächtigen in versteckten Gefängnissen im Ausland beteiligt war. Und McCain ist ein entschiedener Gegner der Folter – schließlich war er ja selbst fünfeinhalb Jahre Kriegsgefangener in Vietnam und von den Vietcong gefoltert worden. Gina Haspel benötigte für den von Trump für sie vorgesehenen Job die Stimmen des Senats. Dort erklärte sie zwar bei ihrer Vorstellung, dass sie die früheren Praktiken heute nicht mehr erlauben würde. Aber sie wollte sie auf Nachfrage auch nicht verurteilen. McCain twitterte folglich empört: »Gina Haspel weigert sich, Folter als unmoralisch zu bezeichnen.« Den Job hat sie trotzdem bekommen.

John McCain ist mit 81 Jahren gestorben. Wolfgang Herrndorf, der Autor des Jugendbestsellers *Tschick*, starb sehr viel früher, mit 48 Jahren. Auch er hatte ein Glioblastom. Er hat sich nach zwei Jahren Kampf, drei Operationen, drei Chemotherapien und zwei Bestrahlungen selbst erschossen. In *Arbeit und Struktur* beschreibt er seinen Weg, seine Leiden, seine Ausfälle und Anfälle, und seine Ängste. Wer, wie ich am Anfang einer Hirntumordiagnose, erst mal nur handelt, sprich sich operieren lässt, der kommt später im Verlauf der Krankheit unweigerlich auf dieses Buch.

Es ist genial, erschütternd, lässt mich, mit einem simplen Meningeom im eigenen Kopf, nächtelang nicht mehr los. Wolfgang Herrndorf hatte das eigentlich als Internettagebuch geplante Buch kurz nach seiner Einlieferung in die Psychiatrie begonnen. »Gib mir ein Jahr, Herrgott, an den ich nicht glaube, und ich werde fertig mit allem«, schreibt er zu Beginn. Kurz vor seinem Tod erhielt der Hamburger Autor dann den renommierten Preis der Leipziger Buchmesse. Konnte aber selbst die Auszeichnung nicht mehr entgegennehmen.

Von einem Freund ließ er dafür ein afrikanisches Sprichwort übermitteln: »Die Sonne geht immer hinter der Düne unter, die Dir gerade am nächsten ist.« Seit seiner Krebsdiagnose lebte Herrndorf zurückgezogen in Berlin. Auf seiner Internetseite verkündete er: »Keine Anfragen, keine Interviews, keine Lesungen, keine Ausnahmen.« Die letzten Einträge zeigen erschütternd, wie der begabte und wortgewaltige Autor immer mehr seine Fähigkeit zu formulieren verliert. Seine Freundin schreibt einen Tag nach seinem Tod sachlich auf Twitter: »Wolfgang Herrndorf starb nicht am Krebs. Er hat sich gestern in den späten Abendstunden am Ufer des Hohenzollernkanals erschossen.«

Auch bei Yves Saint Laurent, dem großartigen Modeschöpfer, war es ein Glioblastom, das ihn bereits mit 71 Jahren sterben ließ. Sein Lebensgefährte und Partner in der 50-jährigen »nicht-ehelichen Lebensgemeinschaft«, Pierre Bergé, erzählte später, dass »die Krankheit einen Vorteil habe, mein leidet nicht, man merkt nichts mehr«. Saint Laurent habe am Ende nicht mehr alleine essen und nicht mehr sprechen können. Bergé ergänzt dann noch: »Er hätte nicht die psychische Kraft gehabt, das zu ertragen.« Saint Laurent war wohl einer der genialsten Modeschöpfer überhaupt. Er liebte die Frauen anders, weil er sie nicht begehrte. Sein Credo: In Kleidern mit männlichen Schnitten können Frauen besonders weiblich und elegant wirken. Der Damensmoking ist seine Erfindung und »Schwarz ist meine Zuflucht«, hat er immer wieder bei den seltenen Interviews formuliert. Zur Trauerfeier erschienen sie alle in Schwarz: Catherine Deneuve, die großartige französische Schauspielerin, Valentino, Jean Paul Gaultier und Vivienne Westwood, die Modekollegen, und die damalige First Lady Carla Bruni, die einst auf seinem Laufsteg ihre Karriere als Model begonnen hatte.

Und auch den bereits erwähnten Edward Kennedy, das jüngste der neun Kinder des Unternehmers Joseph P. Kennedy, kostete ein Glioblastom das Leben. Präsident wie sein Bruder John wollte er nie werden. Aber aktiver Politiker, engagiertes demokratisches Mitglied des US-Senates, das hat ihn erfüllt. Er wirkte an vielen wichtigen US-Gesetzen mit, galt als schärfster Kritiker der Bush-Regierung. Besonders was den Irakkrieg betraf. Im Senat stimmte er gegen diesen Krieg. In weiser Voraussicht, welches Unheil er nicht nur für die Menschen dort, sondern für die ganze Region bringen würde. Als man ihn wegen eines vermuteten Schlaganfalls in Boston ins Krankenhaus brachte, ahnte noch niemand etwas von einem bösartigen Gehirntumor. Er selbst vielleicht am wenigsten. Aber nach zwei Krampfanfällen diagnostizierten die Ärzte das Glioblastom und operierten ihn so gut wie möglich Anfang Juni 2008. Er durchlitt die übliche Therapie nach einer solchen OP: Chemotherapie, Bestrahlungen. Nach nur einer Woche erschien Kennedy wieder im US-Senat, vor allem, um an der Abstimmung über die öffentliche Krankenversicherung »Medicare« teilzunehmen. Denn er hatte den älteren US-Bürgern versprochen, sich stets für den Erhalt und den Schutz dieses Programmes einzusetzen. Welche Parallelen: Edward Kennedy steht wegen einer Krankenversicherung nach nur sieben Tagen wieder im Senat, John McCain macht es ihm Jahre später nach und verhindert mit seiner Stimme das Ende der Krankenversicherung »Obamacare«.

Bei den Vereidigungsfeierlichkeiten für den neu gewählten Präsidenten Barack Obama im Januar 2009 aber bricht Edward Kennedy zusammen. Er schafft es noch bis zum Mai desselben Jahres, an Abstimmungen im Senat teilzunehmen – aber dann sind seine Kräfte aufgebraucht. Edward Kennedy stirbt am 25. August 2009 in seinem Haus in Hyannis Port. Er war der letzte männliche Überlebende der zweiten Generation der Familie Kennedy. An seiner Beerdigung nehmen Präsident Barack Obama und die ehemaligen Präsidenten Jimmy Carter, Bill Clinton und George W. Bush teil.

Sie galt als eine der schönsten Frauen der Welt: Elisabeth Taylor. Auch sie litt an einem Hirntumor, allerdings wie ich an einem gutartigen Meningeom. Das ihr zwar immer wieder Kopfschmerzen verursachte, aber letztendlich nicht die Ursache für ihren Tod 2016 war. Dafür war ein Herzversagen verantwortlich. Ihr Meningeom konnte vorher noch gut entfernt werden. Da diese ja nicht streuen wie Glioblastome, hätte die weltberühmte Schauspielerin alle Chancen auf Heilung gehabt.

Sie alle standen im Rampenlicht. Tausende, die es Jahr für Jahr mit einem Gehirntumor erwischt, nicht. Aber dennoch sind all diese Geschichten hilfreich und beispielhaft. Weil sie mir und allen anderen Betroffenen zeigen, dass wir auf der Welt doch alle gleich sind. Gleich vor Gott und gleich vor dem Leben. Das, finde ich, ist tröstlich.

Und derweil draußen in der Welt? Inzwischen sind es, während ich dieses Buch schreibe, drei Jahre, seit ich die Bilder der überwiegend flüchtenden Männer auf der Balkanroute gesehen habe, seit ich in die Flüchtlingslager gereist bin und die Frauen und Kinder dort besucht habe. Aber immer noch scheint die deutsche und die europäische Asylpolitik keine Linie gefunden zu haben. Der Graben in der Bevölkerung wird immer tiefer und breiter. Was in der kleinen Stadt Chemnitz im Sommer 2018 geschehen ist, ist für mich wie ein Spiegelbild dieser Entwicklung. Mir hat sich der Magen zusammengekrampft, als ich im Fernsehen nicht nur Pegida-Mitglieder und Neonazis im »Trauermarsch« für einen ermordeten jungen Mann sah, sondern auch die Anführer der AfD entdeckte. Die inzwischen in den deutschen Landesparlamenten sitzen und dort versuchen, die Grundpfeiler unserer gut funktionierenden Demokratie anzugreifen. Sicher, hier ist ein Mord geschehen. Und vielleicht wurde dieser Mord wirklich von zwei oder drei anderen Asylbewerbern begangen. Aber das ist noch lange kein Grund für rechtsradikale Polemik, für Hass und Demonstrationen gegen alle Fremden in unserem Land. Zunächst hatte die Alternative für Deutschland (AfD) eine Kundgebung angemeldet, es kamen ungefähr 100 Personen. Anschließend versammelten sich etwa 800 Rechtsextreme und Hooligans am Karl-Marx-Monument, dem Wahrzeichen der sächsischen Stadt. Sie rufen »Merkel muss weg« und »Lügenpresse«, einige heben die Hand zum Hitlergruß, der aus gutem Grund in Deutschland verboten ist. Der ehemalige US-Präsident Barack Obama twittert darauf ganz cool: »Nazis are bad«. Recht hat er. Warum sagen das nicht auch unsere Politiker so deutlich? »Nazi« ist natürlich nicht ganz korrekt, eigentlich sind es Neonazis, Rechtsradikale, AfDler, Pegidisten, Sympathisanten, furchtbar besorgte Bürger und leider auch ganz normale Bürger. Ich beginne mich ein wenig mehr mit Chemnitz und den statistischen Fakten zu befassen. Es ist eine Tatsache, dass in Chemnitz die Straßenkriminalität in den vergangenen Jahren nicht zu-, sondern abgenommen hat. Sie ist niedriger als vor 2015. Trotzdem spricht die AfD nach dem Tod des jungen Mannes davon, das »Abschlachten« gehe weiter. Wie ist das möglich? Was geht in diesen Menschen vor? Frauen rufen ins Mikrofon, dass sie sich nicht mehr alleine auf die Straße trauen. Dass ihre blonden Töchter gefährdet seien und von den Ausländern »angemacht« würden. Auf Nachfrage hat keine so etwas selbst erlebt. Keine der Frauen bringt ein eigenes Beispiel. Es ist nur »Hörensagen«, aber das genügt ihnen schon. Frau Merkel lässt sich drei Monate Zeit, bis sie nach Chemnitz fährt. Das halte ich für einen großen Fehler. Da hilft es auch nichts, wenn sie im Bundestag die Kampagnen und Parolen der Pegida-Demonstranten, der AfDler und der Neonazis verurteilt. Chemnitz ist zu einem Symbol geworden. Auch für die Tatsache, dass »die beiden Deutschlands« noch lange nicht zusammengefunden haben. Das erhellende Buch des ehemaligen AfD-Parteimitglieds Franziska Schreiber *Inside AfD* führt es mir einmal mehr vor Augen, wie schon die Lehrerinnen in Schwerin bei meinem ersten Vortrag nach der OP: Dass der Westen den Menschen im Osten einfach sein politisches und gesellschaftliches System übergestülpt hat, dass die Chance auf einen gemeinsamen Neuanfang, die der Mauerfall und die Wiedervereinigung bereithielten, vertan wurde.

Als ehemalige Auslandskorrespondentin des ZDF für Großbritannien und Irland treibt mich aber in diesem Tagen auch der Brexit um. Denn das britische Austrittsdrama strebt seinem hässlichen Finale entgegen. Ab März 2019 soll Großbritannien nicht mehr zur EU gehören. Sogar in meinem alten Studio in London, in der Old Queens Street, zieht sich augenscheinlich ein Graben durch das Team. Selbst ein Großteil der gebildeten und hervorragenden britischen Kolleginnen und Kollegen haben wohl für den Brexit gestimmt. Ich kann es gar nicht glauben. Deutsche Kolleginnen und Kollegen, die zum Teil seit 20, 25 Jahren leidenschaftliche Londoner geworden sind, erwägen die Rückkehr nach Deutschland. Jetzt, im Herbst 2018, ist es nur noch ein halbes Jahr, bis Großbritannien austreten will. Von einer Vereinbarung zwischen der EU und der Londoner Downing Street keine Spur. Wie soll das gehen? Ein harter Brexit auf dem Rücken der Menschen? Immer mehr vor allem europafeindliche Regierungen studieren das Geschehen und prüfen es auf Anwendbarkeit im eigenen Land. Aber genau diese Europaverächter in Polen und Ungarn sollten mit massiven Repressionen rechnen müssen, wenn weiterhin ihr Rechtsstaatsgebaren nicht mit den Regeln der EU vereinbar ist. Ich frage mich, wie die Haltung in Brüssel und Straßburg zur Causa Orbán sein wird. Denn zum Jahresende 2018 wird der Haushalt verhandelt, es geht um die Verteilung von Milliarden, um den Landwirtschaftsetat, um Investitionsgelder, und wer Geld gibt und wer Geld bekommt. Das ist besonders brisant, weil Europas neue Rechtspopulisten ihre Machtbasis ausdehnen werden. Vorgestern Ungarn und Polen, gestern Italien, vielleicht morgen Schweden.

Die Organisation für wirtschaftliche Zusammenarbeit und Entwicklung (OECD) bringt zu dieser Zeit eine Meldung heraus, die mich sehr betroffen macht, aber von vielen schon gar nicht mehr richtig wahrgenommen wird: In Deutschland sind Flüchtlingsfrauen schlecht integriert. Schlechter als die männlichen Geflüchteten. Sie haben seltener Kontakt zu Einheimischen als die Männer. Auch bei der Sprache und der Jobquote schneiden sie schlechter ab. Der Grund ist wohl vor allem das niedrigere Bildungsniveau der Frauen. Allein 15,6 Prozent von denen, die 2015 nach Deutschland gekommen sind, haben keine formelle Schulbildung. Da wird es dann schwer mit den Integrationskursen, die sie oft schon nach dem ersten Kurs abbrechen. Insgesamt fünf Kurse müssten von ihnen absolviert werden, inklusive dem Deutschkurs. Aber ohne Sprache und ohne kulturelle Kenntnis finden sie auch keine Jobs, die sie brauchen würden, um finanziell unabhängig zu sein. Die OECD berichtet dazu interessanterweise, dass dieses Thema in einigen skandinavischen Ländern besser gelingt als in Deutschland. Das sei das Ergebnis der speziell auf diese Frauen zugeschnittenen Förderprogramme. Hier muss also in Deutschland auch dringend etwas geschehen, wenn wir die Integration aller Geflüchteten ernst nehmen.

Denn integrieren sollten wir alle, die bei uns angekommen sind. Vor allem auch die Frauen. Darum sei an dieser Stelle noch einmal an die Mahnung des Kriminologen Dr. Christian Pfeiffer aus Hannover erinnert, dass die Frauen die Männer zivilisieren.

## Kapitel 13

# Ausblick: Der Kampf geht weiter – aber mein Glas bleibt halb voll

Über zwei Jahre ist es jetzt her, dass mir in einer fünfstündigen Operation ein Gehirntumor entfernt wurde. Damals hoffte ich, bereits nach wenigen Wochen wieder ganz »die Alte« zu sein. Aktiv im dritten Leben, mit Vorträgen, meinem Lehrauftrag in Paderborn, der Präsenz im Übersee-Club und bei meinen Rotariern gut eingebunden. Vor allem wieder mit viel gemeinsamer Zeit für meinen lieben Mann, die Kinder, meine Enkeltochter und meine Freunde. Dieses Buch beschreibt, dass es anders kam. Dass ich immer noch weiterkämpfe, oft einfach nur um ein Mehr an Normalität. Jetzt habe ich zwar das Gefühl, dass diese zwei Jahre schnell vorbeigingen. Aber der erst operierte, dann wieder nachwachsende Tumor liegt mir dennoch wie eine Ölschicht auf der Seele. Denn eines ist mir inzwischen klar: Ich werde nie mehr ohne das Meningeom und ohne Schwindel leben. Der »kleine Freund« und seine Auswirkungen werden mich bis ans Ende meiner Tage begleiten. Selbst wenn es mir in der kommenden Zeit gelingen würde, ihn »wegzustrahlen«. Mich also einer der vier möglichen Bestrahlungsmethoden zu unterziehen. Das ist die eine Erkenntnis. Damit muss ich leben. Das zweite Thema: Ich weiß jetzt dank der intensiven Recherche der beiden Hormonspezialistinnen Dr. Anneliese Schwenkhagen und Dr. Katrin Schaudig (siehe auch Kapitel 11), dass vor allem Progesteron in meinem Meningeom für das Wachstum gesorgt hat. Vermutlich wurde es vom Gehirn selbst produziert. Da ich aber dieses Hormon nicht einnehme und mich auch nicht damit eincreme, kann ich erfreulicherweise weiter Östrogen und Testosteron meinem Körper zukommen lassen. Und damit auch meine relativ gute Gesamtverfassung behalten. Denn ich fühle mich inzwischen wirklich wieder besser, im nun dritten Jahr nach der Operation. Zudem weiß ich inzwischen, dass das Gehirn selbst Hormone produzieren kann. Es liegt dann also doch in Gottes Hand, von was sich mein nachwachsender Tumor derzeit ernährt.

Ein drittes Thema nach diesen zwei intensiven Jahren hat weniger mit dem medizinischen Geschehen im Kopf eines Menschen zu tun, sondern mehr mit meiner emotionalen Verfassung. Werde ich es weiter schaffen, jeden Tag aufs Neue zu kämpfen? Täglich mit zwanzig Minuten Yoga den Tag zu beginnen, egal zu welcher Uhrzeit? Mindestens 30 Minuten täglich zu marschieren – am besten aber eine Stunde, um auf die in meinem Alter empfohlenen 10 000 Schritte zu kommen? Werde ich weiter Physiotherapie und Craniosacral-Therapie absolvieren, ohne dabei den Schwung, den Mut und meine Energie zu verlieren? Einfach nicht aufzugeben? Natürlich muss ich regelmäßig im MRT weiter den »kleinen Freund« begutachten lassen. Damit er nicht zu groß wird und mir noch größere Probleme bereitet. Werde ich mich weiterhin liebevoll um meinen Mann und meine Enkeltochter kümmern können und nicht vor lauter eigener Sorgen den Kopf in den Sand stecken? Fragen über Fragen. Die ich alle im Augenblick gar nicht gut beantworten kann. Wo ich nur jeden Tag zum lieben Gott bete, dass er mir die Kraft dazu schenkt.

Mich bewegt aber auch bei all meinem täglichen Kleinkram der Blick auf die Welt »draußen«. Ich will weiter das politische Geschehen beobachten, mich engagieren und kommentieren.

Dabei bei UNICEF im Komitee aktiv sein, in Paderborn an der Universität in der Philosophie im Seminar »Frauen, Krieg, Gewalt« Studierenden die Themen nahebringen und erklären, die mich bewegen. Denn wir leben in einer höchst beunruhigenden Zeit. Mehr denn je sind diejenigen Menschen gefragt, die Rückgrat besitzen, ein starkes Kreuz haben und ihre Stimme erheben. Die sich einsetzen für Demokratie, Freiheit, Gleichheit, Mitmenschlichkeit. Hannah Arendt, die große Philosophin, kommt mir dabei immer wieder in den Sinn mit ihrer »Vita Aktiva«. Dieses »tätige Leben« möchte ich mir unbedingt erhalten. Danach leben. Und dabei das »drinnen« mit dem »draußen« verbinden.

Es treibt mich um, wenn ich an die Flüchtlingslager rund um Syrien denke oder an die Situation der Frauen und Kinder in Afghanistan oder im Kongo. Beunruhigend finde ich aber auch, dass wir in den beiden Deutschlands die Wiedervereinigung nicht wirklich hinbekommen haben. Das Private ist politisch, und das Politische ist privat. Dieser Satz der 68er-Generation ist mir fest eingebrannt.

Dabei weiß ich genau: Es hätte ja auch so viel schiefgehen können. Einmal die Woche scrolle ich mich im Hirntumorforum durch die Themen. Da begegnet mir, was anderen so alles passiert. Wenn sie plötzlich nicht mehr sehen können. Wenn der Tumor das Gleichgewicht so stört, dass man nur noch im Rollstuhl vorwärtskommt. Oder wenn die Beweglichkeit eingeschränkt, behindert ist: die Hände, die Arme, die Beine. Aktuell lese ich, was anderen Patienten so alles nach einer Strahlentherapie passiert. Das macht mich unruhig. Aber es hilft ja nichts … Informationen sind allemal besser, als die Augen zu verschließen.

Noch schlimmer wäre für mich: nicht mehr richtig denken zu können. Alles zu vergessen, mich nicht mehr orientieren können. Wenn die Sprache verschwindet. Das Sprachzentrum, weiß ich heute, ist bei jeder Gehirntumoroperation am gefährdetsten. Es kann Monate dauern, bis nach einer OP die Sprachfähigkeit wieder hergestellt ist. Oder: Wenn der oder die Operierte nach einem Eingriff nichts mehr hören kann. Im Hirntumorforum holen sich Tausende Rat, werden ihre Sorgen und Nöte los und verlieren dabei eines nie: die Hoffnung. Das ist großartig und für mich immer wieder ein Mutmacher. Denn was würde es für mich bedeuten, wenn ich ohne Kommunikation leben müsste? Die ja mein ganzes Leben bestimmt hat – bei den Zeitungen, im Radio, im Fernsehen und jetzt als Buchautorin. Die Liste der Risiken bei einer Gehirn-OP ist unendlich lang und liest sich beängstigend. So viel Glück habe ich gehabt, geht mir da immer wieder durch den Kopf. Jetzt heißt es, fürsorglich mit all diesen »Geschenken« umzugehen.

Denn allein in Deutschland erkranken Jahr für Jahr über 7000 Menschen an einem Hirntumor. Sicher, jeder geht damit anders um. Die Ärzte haben längst für jeden der ihnen bekannten rund 150 verschiedenen Tumore eine darauf abgestimmte Behandlung festgelegt. Sowohl die Neurochirurgen beim Kongress in Münster als auch mein eigener Operateur Prof. Westphal betonten immer: Das Ziel aller Behandlungen ist es, den Tumor so komplett wie möglich zu entfernen. Und dabei die neurologischen Funktionen des Patienten, so weit es geht, zu erhalten. So wird jeder Patient nach einer Operation engmaschig von Neurologen, Neurophysiologen, Strahlentherapeuten und Neuroradiologen überwacht. Das habe auch ich in den vergangenen zwei Jahren so erlebt. Es ist also nach einer »gelungenen« Operation noch lange nicht vorbei. Auch mein Operateur hat mir ja im Nachhinein darüber berichtet, wie mühevoll er den eigentlich nur haselnussgroßen Tumor an dieser komplizierten Stelle, versteckt unten im Hirnstamm, in minutiöser Kleinarbeit entfernt hat. Wie er darauf achtete, weder den Gefühlsnerv für das Gesicht, den berühmten Trigeminus, noch die anderen dort sitzenden Nervenbahnen, zu verletzen. Das alles geht mir durch den Kopf, wenn ich wieder ein wenig ungeduldig auf meinen Kalender sehe, es einfach nicht fassen kann, dass mich immer noch der Schwindel plagt. Auch wenn ich jetzt sicherer auf der »Wackelplatte« stehe und bis 15 zählen kann, ohne mich festzuhalten. Wenn meine Therapeuten eine deutlich stabilere Körperhaltung feststellen. Aber wann ist das alles endlich vorbei? Die Hoffnung bleibt, dass es einfach immer ein klein wenig besser wird. Schritt für Schritt.

Aber, wie so oft im Leben: es kommt ganz anders, als man es sich erhofft, wünscht, erträumt … Ich hatte mir für das Jahr 2018, in dem ich dieses Buch geschrieben habe, vorgenommen, den »kleinen Freund« nach dem MRT im Mai in Ruhe zu lassen und höchstens zum Jahresende hin ein wenig das Thema »Bestrahlung« zu recherchieren. Und so frage ich im November meinen rotarischen Freund Prof. Gerhard Adam, an wen ich mich am besten wenden kann im Hamburger UKE. Er empfiehlt mir die Chefin der Strahlenklinik, Prof. Dr. Cordula Petersen. Für unseren »Informationstermin« im November hat sie sich alle meine DVDs erbeten. Als ich mich neben sie setze, sind die Bilder bereits auf ihrem Rechner zu sehen. »Mit welchen Bestrahlungen haben Sie denn gute Erfahrungen bei einem solchen Meningeom?«, frage ich als Erstes. Zugewandt und präzise erklärt sie mir die Möglichkeiten. Außerdem macht sie mich beim Blick auf meinen wachsenden »kleinen Freund« darauf aufmerksam, dass durch die Lage am Hirnstamm die Sache »nicht ohne« sei. Denn der Hirnstamm vertrage nur eine bestimmte Strahlenmenge. Und vor allem macht sie mir klar, dass das von mir eigentlich geplante weitere Jahr des Abwartens zu lang ist. Jetzt fliegen mir die verschiedenen Bestrahlungsmethoden nur so um die Ohren: die Standard-Photonen-Bestrahlung (Kosten etwa 8 000 Euro), der

Linearbeschleuniger von Novalis, das Gamma- oder Cyberknife, das ich ja schon in München im Klinikum Großhadern kennengelernt hatte. Dann könne man aber auch, erklärt mir die Ärztin weiter, mit Protonen bestrahlen. Das gehe in Heidelberg an der Kopfklinik oder in Marburg. Hier sei die Eindringtiefe präziser, der Aufwand allerdings auch höher und die Kosten enorm: rund 22 000 Euro. Pro Behandlung. Die Strahlenspezialistin räumt allerdings auch ein, dass es noch keine Studie auf der Welt gebe, die auf wissenschaftlichem Niveau beweisen würde, dass die Protonenbestrahlung besser anschlage als die Photonenbestrahlung. Während ich ihr zuhöre, ärgere ich mich über mich selbst, dass ich nicht besser in Physik aufgepasst habe. Aber sei's drum. Sie sieht meinen verständnislosen Blick und nimmt einen DIN-A4-Zettel aus ihrer Schreibtischschublade. Darauf malt sie, wie für kleine Kinder, die verschiedenen Bestrahlungsmethoden übersichtlich auf. Ich gestehe, dass ich immer noch nicht sehr viel mehr verstehe. Nur so viel: Ein Problem sei immer bei der Bestrahlungstherapie die Streustrahlung drum herum. Je weniger Streustrahlen, umso geringer ist die Belastung für den Patienten. Das ist mir dann wenigstens klar.

Die faszinierende »Unterrichtsstunde« in Sachen Bestrahlung geht aber noch weiter. Prof. Petersen erklärt mir, dass man eine Bestrahlung auch in nur einer Sitzung abhalten könnte. Das ist dann die Einzeitbestrahlung. Aber das hänge von der Größe des Tumors ab. Sie hat jetzt ja nur die Bilder vom Mai auf ihrem Bildschirm. Da ist der Tumor noch »mini«, und ich bin mir ganz sicher, dass ich nur eine einzige radiochirurgische Sitzung benötigen würde. Wenn das Meningeom allerdings größer sei, können es schon mal 28 bis 30 Bestrahlungssitzungen werden. Mir wird ganz mulmig. Und wieder fallen mir die Kommentare im Hirntumorforum ein. Das ist dann alles andere als lustig … Prof. Petersen aber beruhigt mich einfühlsam. Derzeit sei ich ganz sicher noch im Zeitfenster der Einzeitbestrahlung. Wenigstens das … Sie erklärt mir auch nachdrücklich, dass bei einer gut gemachten Bestrahlung keine Nebenwirkungen entstehen sollten. Sicher, räumt sie ein, der Schwindel könne erst mal stärker werden. Die Erfahrung aber zeige, dass sehr oft auch diese Beschwerden besser werden. »Und vielleicht«, sinniert die Ärztin lächelnd, »sagt das Gehirn dann ja auch, hier ist jetzt mehr Platz, und Ihr Schwindel verschwindet.« Gut informiert verlasse ich das Büro der Strahlenärztin. Wir einigen uns, dass ich so bald wie möglich aktiv werden sollte. Also jetzt, am Ende dieses zweiten Jahres nach der Operation. Sie will mir einen Termin beim »Papst« der Strahlentherapie in der Kopfklinik in Heidelberg organisieren. Wenn ich den Termin habe, sollte ich vorher auch zeitnah noch ein aktuelles MRT anfertigen lassen.

Auch erwähnt sie das vordere Meningeom unter der Stirn: »Das können die dann auch gleich mit machen, dann ist da auch Ruhe.« Ergibt Sinn. Mal sehen, was jetzt noch möglich ist. So knapp vor Weihnachten. Bei den meisten Menschen drängen sich ja vor dem Heiligen Abend die Termine, so als würde das Leben mit dem Beginn eines neuen Jahres nicht weitergehen. Das im Hinterkopf fahre ich erst mal ganz gelassen nach Hause. Wird vermutlich dann alles im nächsten Jahr passieren.

Eine Woche später, ich habe das ganze Thema Bestrahlung erfolgreich verdrängt und mich auf die Studis in Paderborn und auf das Seminar, das ich dort halte (»Frauen, die Krieg führen«), vorbereitet, klingelt mein mobiles Telefon: »Hier ist die Privatambulanz von Prof. Debus in Heidelberg, ich möchte gerne einen Termin mit Ihnen ausmachen.« Ich kann es nicht glauben. Die sind ja alle superschnell. Wir einigen aus auf den nächsten Montag um neun Uhr. Vorher soll ich noch ein MRT anfertigen lassen. Das wird knapp. Es ist Dienstag. Ich rufe im

Radiologiezentrum an. Fast schon sicher, dass die so schnell ganz sicherlich keinen Termin haben. Aber, oh Wunder: »Morgen um 15 Uhr ist etwas frei, können Sie da?« Die guten Dinge im Leben, das ist meine kleine private Philosophie, gehen schnell und unkompliziert. Alles was hakt, wird nichts … diesmal aber läuft alles wie am Schnürchen. Ich hoffe außerdem inständig, dass mein Tumor nur ganz wenig angewachsen ist. Bitte!

Ist er aber nicht. Der Radiologe misst ein Wachstum von 1,02 auf 1,27 Zentimeter. Das erschreckt mich jetzt erst mal nicht. In seinem Bericht liest sich das dann so:

*»Seit der Voruntersuchung vom 29 Mai 2018 zeigt sich eine Größenzunahme des residuellen Tumors. Zum Zeitpunkt der Voruntersuchung am 29. Mai 2018 findet sich ein maximaler dorsoventraler Durchmesser von 1,02 cm, in der aktuellen Untersuchung zeigt sich ein maximaler dorsoventraler Durchmesser von 1,27 cm. Erneut zeigt sich eine homogene Kontrastmittelanreicherung, keine wesentliche Kompression der benachbarten Hirnstrukturen, keine perifokale Ödembildung. Ein weiteres frontobasal gelegenes, breitbasig der Dura aufliegendes Meningeom gelangt bezüglich der Größe unverändert zur Darstellung mit einer Größenausdehnung von 13 mal 5 mm.«*

Der Bericht geht per Fax gleich nach Heidelberg in die Kopfklinik. Ich komme zum verabredeten Termin bereits am Sonntagabend an. Es ist später Abend, und die schöne Stadt versteckt sich hinter einem Nieselregen. Passt zu meiner Stimmung. Das Hotel habe ich im Internet gefunden. Es liegt zentral zur hübschen Innenstadt, nah am Neckar. Die Weihnachtsmärkte sind voller Menschen, sie scheinen alle wie im Kaufrausch. Mir geht so vieles durch den Kopf, im wahrsten Sinn des Wortes. Hunger habe ich keinen, noch ein kleiner

Spaziergang durch die Altstadt und ab in die Falle. Erfreulicherweise kann ich auch diesmal gut schlafen. Ein Taxi bringt mich zur »Kopfklinik«, so heißt diese Spezialeinheit der Universität Heidelberg. Der Taxifahrer erzählt mir von Patienten aus aller Welt, die er dort schon hingefahren habe. Und ermuntert mich noch mit dem Satz, dass dort wirklich nur die besten Ärzte tätig seien.

Pünktlich melde ich mich in der Privatambulanz, warte in einem freundlichen, großräumigen Wartebereich mit Blick auf viele Rasenflächen rundum. Aber dennoch: Meine Anspannung kann ich nicht ganz wegatmen.

Dann ruft aus der Ferne ein großer, weiß gekleideter Mann meinen Namen. Das ist er wohl, der »Kopfpapst« Prof. Debus. Wir geben uns die Hand, und er überrascht mich mit seiner ersten Frage: »Wie geht es Ihnen denn?« Um dann auch gleich weiterzusprechen: ich sähe doch fit aus, gut, gesund. In wohl guter Verfassung. Ich murmle etwas von meinem ständigen »Gangschwindel«, und schon sieht er auf die Aufnahmen meines Kopfinneren auf seinem Bildschirm: vor der Operation, im Mai dieses Jahres und dann aktuell das MRT-Bild von der letzten Woche. Fragt mich nach Doppelbildern, was ich verneine.

Aber dann machen mir seine Erklärungen schon ein wenig Sorgen, auch wenn Prof. Debus immer so freundlich beginnt: »Ich will Ihnen ja keine Angst machen. Aber …« Tatsache ist dann wohl, dass »mein kleiner Freund«, das Meningeom, um ein Viertel in jeder Raumrichtung gewachsen ist. Er hat sein Volumen fast verdoppelt. Was ihm, so gesteht er dann doch, gar nicht gefällt. »Aber«, und jetzt kommt der erfahrene Mediziner: »Man darf sich jetzt nicht von Angst und Hektik leiten lassen.« Für den Strahlenfachmann sei es jetzt wichtig, zu erfahren, was das für ein Meningeom sei, welche Eigenschaften es habe. Und, das erschreckt mich dann zusätzlich: Auch das zweite bisher so missachtete Meningeom sei von 3,1 Millimeter im Februar 2017 bis 4,3 Millimeter im Mai 2018 auf jetzt 5,9 Millimeter Ende des Jahres 2018 angewachsen. Sicher, langsamer als das am Kleinhirnbrückenwinkel, aber immerhin: angewachsen.

Ihm gehe es jetzt aber vor allem um das M 1, wie er das operierte nennt. Ist es ein klassisches Meningeom nach der Klassifizierung der WHO I, dann komme man mit einer Einmalbestrahlung hin. Wenn es allerdings ein WHO-II-Meningeom sei, dann erkläre das auch die höhere Wachstumsgeschwindigkeit. Prof. Debus spricht hier von einer Wahrscheinlichkeit von 90 zu zehn. Aber er will als umsichtiger Arzt eben auch die zehn Prozent ansehen. Das heißt: In der Nuklearmedizin soll nun ein sogenanntes DOTATATE-PET/CT durchgeführt werden. Das »Tolle« an dieser Untersuchung ist, dass man spezielle biologische Stoffwechselprozesse in der Zelle sichtbar machen kann. Im Gegensatz zum MRT, das zwar anatomisch genau ist, aber nicht so viel über die Stoffwechselaktivität der Zellen aussagt. Die Bilder geben also zusätzlich Aufschluss über Größe und Stoffwechselaktivität der Meningeome.

Wie Prof. Petersen mir später in Hamburg erklären wird, habe sich diese Bildgebung gerade in der Strahlentherapieplanung sehr bewährt, aufgrund der Besonderheit der Meningeome, denn dort können Teile mit höherer Stoffwechselaktivität auch höher bestrahlt werden.

Prof. Debus ergänzt, dass damit auch ausgeschlossen werde, dass noch an anderen Stellen im Gehirn irgendwelche Meningeomzellen lauern. Das alles beruhigt mich nicht wirklich. Nur, dass ich hier in Heidelberg in besten Händen bin, ist mir klar. Nach dem PET/CT und den Ergebnissen wird sich Prof. Debus mit seinem Team zusammensetzen und eine sogenannte vergleichende Bestrahlungsplanung besprechen. So will man testen, mit welcher Bestrahlung man am besten das

Therapieziel erreicht: das vollständige Vernichten der Meningeome in meinem Kopf. Also ab in die Nuklearmedizin in Hamburg am UKE. Und auch da gelingt es: Noch vor Weihnachten bekomme ich einen Termin.

Um elf Uhr soll ich dort erscheinen, in der Nuklearmedizin. Leider habe ich an diesem Tag sehr starke Kopfschmerzen. Die Nuklearmedizin liegt gleich neben der Strahlentherapie im Keller. Und so fühle ich mich dann dort auch. Ganz unten. Erst mal zur Aufnahme, viele Formulare unterschreiben. Dann wieder warten. Eine junge Ärztin, bereits Nuklearmedizinerin, holt mich zur Patientenaufklärung. Die vier Seiten habe ich diesmal schon gründlich gelesen. Dann legt sie mir eine Nadel in die Vene, ziemlich dick und schmerzhaft. Da muss dann später die radioaktive Substanz »DOTA-TATE« durch und meinen Körper quasi »überschwemmen«. Die Krebszellen sollen das Mittel aufnehmen. Vorher aber: 45 Minuten Pause, mindestens einen Liter trinken und dann erst in den radioaktiv gekennzeichneten Raum mit der Riesenröhre. Ich soll darin jetzt 35 Minuten ruhig liegen. Die ersten 15 Minuten mit den Armen über dem Kopf. Unbequem. Aber da muss ich jetzt durch. Leider sagt mir niemand die Zeiten an. Ich versuche mir darum einfach schöne Dinge auszudenken. Zum Beispiel Pulverschneeabfahrten in der Sonne. Skifahren als Fortbewegung ohne Schwindel. Wie wunderbar das jetzt wäre … Die Strahlenbelastung, so ist in der Patientenaufklärung zu lesen, sei »kleinstmöglich«. Was immer das bedeuten mag. Zu der PET/CT-Untersuchung kommt ja dann auch noch durch das injizierte Radiopharmazeutikum die Röntgenstrahlung des CT-Gerätes hinzu. Wenigstens steht in dem Aufklärungsblatt, dass Kinder und Jugendliche besonders strahlensparend untersucht würden. Und wir Erwachsenen? Oder konkreter: wir Alten? Vielleicht ist das dann nicht mehr so relevant. Ab einem gewissen Punkt muss man dann eben den Ärzten vertrauen und hoffen, dass einem niemand eine gefährliche Strahlendosis »verordnet«. Ein wenig schwankend und schwindelig stehe ich nach der Prozedur auf. Die Ergebnisse gibt es 24 Stunden später. Die gehen dann auch gleich nach Heidelberg. Ich bin gespannt, was dabei herauskommt. Vor allem: Wie viele Bestrahlungstermine stehen mir noch bevor?

So wunderbar glatt im Vorfeld alles mit den Terminen ging, so schleppend bewegt sich das Ganze dann leider weiter: Die Unterlagen der DOTATATE/PET-CT aus Hamburg gehen erst ein paar Wochen später raus in die Post, dann auch nur teilweise. Aber endlich steht der Besprechungstermin zu den Ergebnissen der »vergleichenden Bestrahlungsplanung«. In Heidelberg herrscht dichtes Schneetreiben, ähnlich sieht es auch in mir aus. Ich fühle mich wie vernebelt und rutsche unruhig auf den grünen Lederbänken im Wartebereich hin und her. So viele kranke Menschen, die hier auf Hilfe und Besserung warten! Auch ein sichtlich schwer krankes Kind, das in den liebevollen Armen einer Großmutter hängt. Dann endlich mein Aufruf.

Prof. Debus sitzt diesmal in einem kleineren Zimmer hinter seinem Schreibtisch, die Bilder meines Gehirns sieht er auf den Monitoren links vor sich. Erste Erkenntnis: Die Klassifizierung meiner Meningeome hat sich verschoben. Von WHO I zu WHO II. Beide seien dringend »behandlungsbedürftig«, wie er das so schön in bestem Medizinerdeutsch formuliert. Heute noch könne man mittels CT ein dreidimensionales Bild meines Kopfinneren erstellen. Damit die Ärzte dann im Computer ausprobieren können, wie die Bestrahlung am besten funktioniert. Dauer der Behandlung? Fünf Wochen – 30 Sitzungen. Ich kann es erst gar nicht fassen. Die Bestrahlungszeit selbst, erklärt man mir auf Rückfrage, »fünf Minuten«. Das Drumherum dauere eine halbe Stunde.

Und schon stecke ich mitten drin in den wohlorganisierten Mühlen einer Kopfklinik. Zeit zum Denken bleibt mir kaum. Die Anpassung einer Plastikmaske in der Röhre des CT empfinde ich als schrecklich. Ich kann kaum atmen. Aber vielleicht ist es auch ganz gut, dass jetzt alles so rasend schnell geht. Vor dem ersten »richtigen« Bestrahlungstermin will ich aber auf alle Fälle etwas zur Beruhigung einnehmen. Und wenn es das gute alte Baldrian ist. Nach dem Schock der Maskenanpassung erhalte ich noch eine gründliche Aufklärung über die geplante Behandlung. Das macht der Assistenzarzt von Prof. Debus. Ruhig und gelassen. Er selbst habe sich so eine Maske auch mal anpassen lassen, damit er wisse, wie das ist. Und so kann er meinen Schock gut verstehen … Die lange Liste der beunruhigenden möglichen Nebenwirklungen einer solchen Langzeitbestrahlung legt er mir auch dar. Wichtigste Erkenntnis für mich: Mit der Bestrahlung werden die Meningeome nur am weiteren Wachstum gehindert – sie verschwinden nicht aus meinem Kopf. Sie bleiben mir. Aber nach fünf Wochen werden sie hoffentlich unbeweglich und starr sein wie abgestorbene Äste. Hoffentlich.

Ich fahre jetzt erst mal nach Hause, ordne meine Dinge, packe einen großen Koffer und springe dann wenige Tage später wieder in den Zug in die hübsche Stadt am Neckar. Genau zwei Jahre nach meiner Tumoroperation in Hamburg ist klar, dass es noch immer nicht vorbei ist.

Von drinnen nach draußen, so habe ich in diesem Buch immer geguckt: Was geschieht hier in meinem Kopf, in meinem Leben, und was draußen, in der Welt? Von den vielen Themen und den Zusammenhängen »drinnen« handelt nun dieses Buch. Aber es ist mir auch klar geworden, wie sehr auch »draußen« doch alles mit allem verbunden ist: Das Migrationsthema, das nicht nur die Bundesrepublik durchrüttelt und teilt. Dazu ein Europa, das sich auseinanderdividiert, mit dem

Brexit und dem UN-Migrationspakt. Nie hätte ich mir vorstellen können, dass gerade wir Deutschen nach dem furchtbaren Zweiten Weltkrieg bei diesen Themen so sehr auseinanderdriften könnten. Ein Volk, in dem viele der 83 Millionen Einwohner ein Familienmitglied mit Migrationshintergrund haben. Wir konnten so viele gute Erfahrungen mit der Integration machen! Aber jetzt scheint es nicht mehr möglich zu sein. Bei gerade mal 1,6 Millionen Geflüchteten. Die Migration wird zur Jahrhundertfrage. Radikal rechte Parteien erleben einen Aufschwung, den ich mir nie hätte träumen lassen. Wo sind die über Jahrhunderte durch Bildung mühsam erkämpften ethischen und moralischen Grundsätze, wo ist unser aller Humanismus geblieben?

Die gute Nachricht: 55 Prozent der Bundesbürger haben sich auf die eine oder andere Weise in der Flüchtlingshilfe engagiert. Das ergab eine Studie des Forschungsinstitutes Allensbach (https://www.bmfsfj.de/blob/122010/d35ec9bf4a940ea49283485db4625aaf/engagement-in-der-fluechlingshilfe-data.pdf). Jeder Einzelne von uns kann, davon bin ich überzeugt, etwas bewirken. Im Kleinen wie im Großen. Und wenn es nur die sachliche Diskussion der Fakten am Frühstückstisch ist. Denn nicht nur wir von UNICEF mahnen immer wieder, dass inzwischen fast 70 Millionen Menschen weltweit auf der Flucht sind. So viele wie die gesamte Bevölkerung Frankreichs. Der Migrationsdruck auf die westlichen Demokratien wird weiter zunehmen. Es fehlt allerorts eine vernünftige Asylpolitik. Eine, die moralisch ist und bleibt, aber auch die eigene Bevölkerung nicht überfordert. Wir sind ein reiches Land. Wenn wir – wie es die Kanzlerin Angela Merkel und Andrea Nahles von der SPD feststellten – nicht alle aufnehmen können und wollen, dann sind wir meiner Meinung nach wenigstens dazu verpflichtet, die Krisenstaaten finanziell zu unterstützen. Damit meine ich die Länder, die rund um die

Kriegszonen den Großteil der Geflüchteten aufgenommen haben: die Türkei, Libanon, Jordanien und Ägypten. Aber auch die afrikanischen Länder südlich der Sahara, wie es der Entwicklungshilfeminister Gerd Müller immer wieder fordert. Geflüchtete in Lagern einzusperren ist die schlechteste aller Lösungen. Besser wäre es, ihnen Ausbildungsplätze und Jobs in ihrer Heimat zu ermöglichen, damit sie ihre Autonomie wiederherstellen können.

Unbestritten, die europäischen Außengrenzen müssen geschützt werden. Aber es ist naiv zu glauben, das Phänomen der Migration lasse sich lösen, indem man die Retter bekämpft und Schiffbrüchige ertrinken lässt. Das ist unmenschlich und wider das weltweite Seenotrettungsgesetz. Europa muss außerdem den wirtschaftlichen Aufbau Afrikas ermöglichen. Das wird nicht billig. Aber in die Zukunft gesehen ist es allemal die klügere Lösung.

Wir brauchen, und ich fordere es seit Jahren, ein Einwanderungsgesetz in Deutschland. Wir brauchen den »Spurwechsel« darin, die Möglichkeit, aus dem Asylverfahren zu wechseln in einen Beruf, wenn die Integrationskurse erfolgreich absolviert wurden. Es sieht, während ich diese Zeilen schreibe, so aus, als würden sich die Politiker der großen Parteien darauf einlassen. Es steht im Koalitionsvertrag. Allerdings ziemlich weit hinten … Mehr denn je brauchen wir vernünftige Politiker, die nicht am rechten Rand fischen, sondern im Sinne unseres Grundgesetzes klug handeln. Ich fordere den Aufstand der Aufrechten, der Mutigen, der Engagierten. So wie ein Kranker um seine Gesundheit kämpft, so müssen wir Bürgerinnen und Bürger um unsere Demokratie, um Ethik und Moral kämpfen. Wenn nicht jetzt – wann dann?

Das sind dann die wirklich großen Herausforderungen. Wenngleich mein Motto »Ich habe beschlossen, dass es mir nur noch gut geht« mit Blick auf die großen Veränderungen

»draußen« und vor der langen Bestrahlungsstrecke »drinnen« manchmal nicht leicht umzusetzen ist, halte ich daran unverbrüchlich fest. Denn aufgeben gilt nicht. Weder im Kampf um unsere Demokratie, noch vor den derzeit ja wenig netten »Freunden« im meinem Kopf. – Gehen wir's an!

# Dank

Wer schreibt, ist erst mal ganz alleine mit sich und seinen Gedanken. Aber auf dem Weg zur Veröffentlichung eines Buches helfen viele Menschen mit. Deshalb möchte ich mich an dieser Stelle bei ihnen allen von Herzen bedanken:

Bei meinem Agenten und Berater Thomas Montasser. Der mir Mut machte, dieses Buch zu schreiben und immer bei Zweifeln und Fragen klug an meiner Seite steht.

Bei den Lektorinnen Ellen Venzmer und Angela Stangl, die immer genau an der richtigen Stelle nachgefragt haben und das Buch damit noch besser und verständlicher machten. Vor allem Angela Stangl hat wieder einmal beim Lektorat eines Buches von mir Einfühlungsvermögen, klugen Menschenverstand und viel Herz eingebracht.

Ich danke aber auch all den Menschen, die mir auf dem Weg vor und nach meiner Operation unverändert bis heute und mit großem Engagement wieder zurück in den Alltag helfen: Die Physiotherapeuten Susann Hinck und Tom Breitenfeld, die Craniosacral-Therapeutinnen Margitta Thormann und Christine Lugo. Ohne sie ginge es mir mit Sicherheit ganz anders.

Ich danke Prof. Manfred Westphal, der mich mit seinem großen Können, seinem Einsatz und seinem chirurgischen Feingefühl von dem Tumor befreite.

Und Dr. Oliver Theis, der als Neurologe stets meine zuverlässige und menschliche Anlaufstelle war und blieb.

Ich danke meinen rotarischen Freunden im Rotary Club Hamburg-Wandsbek Dr. Hans-Ulrich Schmidt und Prof. Gerhard Adam, die mir nicht nur ihre Zuneigung schenkten, sondern mir bei allen Fragen und Nöten in diesem langen Genesungsprozess zur Seite standen.

Meiner wunderbaren Enkeltochter Melanie, die mir ihre ganze Liebe schenkt.

Vor allem aber, und last, but not least:
Ich danke meinem lieben Mann Klaus, der alles mitgetragen und ertragen hat und jetzt, in der Schlussphase des Buchschreibens, unzählige Tassen Kaffee und Tee anlieferte.
Ohne seine unverbrüchliche Liebe und Zuneigung hätte ich das alles nicht geschafft. Danke, lieber Klaus!